DE LA

MÉTHODE OXYGÉNANTE

DANS LE TRAITEMENT

DE LA PHTHISIE PULMONAIRE

ACCOMPAGNÉE D'UN APERÇU DE CETTE MÉTHODE DANS LES MALADIES

A VICE D'OXYGÉNATION DU SANG

Par E. MAGNANT

Docteur en médecine à Gondrecourt (Meuse), ancien Interne des hôpitaux
de Strasbourg

BAR-LE-DUC

TYPOGRAPHIE VEUVE NUMA ROLIN, CHUQUET ET Cie

Rue de la Rochelle, 21 *(bis)*

—

M DCCC LXXII

DE LA

MÉTHODE OXYGÉNANTE

DANS LE TRAITEMENT

DE LA PHTHISIE PULMONAIRE

ACCOMPAGNÉE D'UN APERÇU DE CETTE MÉTHODE DANS LES MALADIES

A VICE D'OXYGÉNATION DU SANG

Par E. MAGNANT

Docteur en médecine à Gondrecourt (Meuse), ancien Interne des hôpitaux
de Strasbourg

BAR-LE-DUC

TYPOGRAPHIE VEUVE NUMA ROLIN, CHUQUET ET Cie

Rue de la Rochelle, 21 *(bis)*

M DCCC LXXII

DE LA MÉTHODE OXYGÉNANTE

DANS LE TRAITEMENT

DE LA PHTHISIE PULMONAIRE

CHAPITRE PREMIER.

Considérations physiologiques sur les fonctions pulmonaires

§ 1er. — Le rôle du poumon essentiellement actif consiste dans les phénomènes physiologiques de l'hématose, c'est-à-dire dans les phénomènes de la transformation du sang veineux en sang rutilant par la substitution de l'oxygène à l'acide carbonique du sang.

Ces phénomènes de transformation ont besoin d'être continus, sans quoi le sang non hématosé produirait sur le cœur et sur le système nerveux un effet vénéneux donnant rapidement lieu à l'arrêt des battements du cœur. Des expériences souvent répétées prouvent que le sang subit une intoxication qui frappe d'abord le cœur dans ses mouvements. Le sang veineux est devenu tout à fait impropre aux combustions qui se produisent dans l'intimité des tissus, et n'est plus apte par ce fait au maintien de la calorification dans l'intérieur des organes. Aussi il a besoin d'être régénéré au crible du poumon qui, le mettant en contact avec l'oxygène de l'air, lui rend ses propriétés vivifiantes nécessaires à la bonne harmonie des fonctions organiques.

§ 2. — En anatomie comparée, ce but est souvent atteint par des voies différentes. Chez les animaux les plus dégradés, il est remarquable d'observer la constance de l'appareil respiratoire, lorsque le système nerveux et même le système sanguin ne peuvent être reconnus. Ce fait se comprend assurément quand l'on songe à la nécessité de la présence de l'oxygène dans les transformations chimiques au sein de ces organismes. Si je parle à dessein des observations auxquelles donne lieu l'anatomie comparée, c'est dans le but de montrer que la nature emploie des moyens divers pour arriver aux mêmes résultats. Aussi l'art, en cherchant à imiter les exemples qu'elle nous met chaque jour sous les yeux, accomplit un acte très sensé et très rationnel.

En partant de l'échelle inférieure des êtres animés où l'on ne constate aucun appareil respiratoire, on reconnaît cependant que l'acte de la respiration a son siége à la peau, et que pour le renouvellement de l'oxygène, il existe des cils vibratiles propres à agiter l'eau. Dans certains infusoires même, on distingue des vésicules ou poches nutritives qui soulèvent la peau pour mieux se mettre en contact avec le milieu ambiant.

Chez les polypes, la respiration se fait par des tubes dans lesquels le liquide aqueux porte l'oxygène aux diverses parties de ces organismes.

Dans un ordre plus élevé, l'acte respiratoire s'accomplit tantôt au moyen de tubes aquifères semblables à ceux des polypes, tantôt à l'aide de branchies dont nous pouvons voir le type dans l'ordre des poissons.

Voilà pour les animaux dont l'eau est le milieu ambiant.

Mais parmi ceux qui vivent dans l'air, on distingue plusieurs modes bien différents de respiration. Certains insectes nous présentent le type d'un acte respiratoire s'accomplissant à l'aide de tubes prenant naissance à la peau et se ramifiant dans l'intérieur du corps. En remontant l'échelle animale, ce sont des poches dans lesquelles pénètre et séjourne l'air atmosphérique; puis, dans l'ordre le plus élevé, le poumon, tel que nous le rencontrons chez l'homme. Enfin, pour compléter la série, l'oiseau offre le perfectionnement accompli de l'appareil respiratoire, la réunion du poumon et de poches d'air parce que, sous son volume relativement très petit, l'oiseau qui possède une activité vitale extraordinaire consomme proportionnellement une énorme quantité d'oxygène.

J'ai dû rappeler en quelques grands traits les divers modes respiratoires dans la série animale pour démontrer que la forme de l'organe n'a aucune signification dans l'accomplissement intégral de la fonction.

§ 3. — Quand un organe pulmonaire est atteint d'une lésion déjà ancienne, cet organe reçoit une quantité d'oxygène moindre qu'à l'état normal, que l'on peut calculer à l'aide d'appareils de pneumométrie. Il est clair que, dans ce cas, la quantité de sang amenée par les artères pulmonaires étant à peu près la même, les fonctions hématosiques sont diminuées, car la perméabilité de l'organe est amoindrie. Le calcul permet de donner une idée exacte de la quantité d'oxygène que le poumon absorbe dans les vingt-quatre heures. A chaque inspiration, il pénètre dans le poumon un demi-litre d'air, (il faut prendre évidemment pour base les conditions de l'état adulte, car ces données pourraient être changées par des causes nombreuses : l'âge, le nombre des inspirations, l'élévation de la pression atmosphérique, l'inanition, l'alimentation insuffisante, etc.) L'homme absorbe donc un demi-litre d'air à chaque inspiration ; l'air expiré contient 4, 87 d'oxygène de moins que l'air inspiré, mais il y a en plus 4, 26 d'acide carbonique. On compte de 16 à 18 inspirations par minute, ce qui fait 8 à 9 litres d'air par minute ou 500 litres d'air par heure ou 12 mètres cubes en 24 heures. Comme l'air expiré contient 4, 87 d'oxygène en moins, il en résulte une absorption en 24 heures de 550 litres d'oxygène et un rejet de 500 litres d'acide carbonique. Si le volume de ce dernier gaz n'est point le même que celui de l'oxygène, cela est dû à la combinaison de celui-ci avec l'hydrogène des composés ternaires en dissolution dans les humeurs. Ce sont précisément ces combinaisons de l'oxygène qui maintiennent dans l'économie le degré de chaleur constant indispensable à la vie.

Il y a donc une corrélation évidente entre les phénomènes respiratoires et la température des organes. Cette dernière est à peu près fixe, malgré les influences intérieures et extérieures.

L'excès d'oxygène dans l'intérieur du sang n'augmente pas la température, les fonctions normales s'y opposent. Ce n'est que dans des cas pathologiques qu'on remarque une augmentation de température, rarement une diminution. Quand la température s'élève au-dessus de l'état normal, les fonctions circulatoires et respiratoires sont accélérées. Il existe autrement dit un état fébrile qui, lorsqu'il complique les affections pulmonaires chroniques, les aggrave de plus en plus et finit par amener la mort.

Il est remarquable d'observer que les phthisies pulmonaires, qui sont sans complication fébrile, suivent leur période avec une lenteur qui peut faire croire à une guérison. Que de cliniciens déjà s'y sont trompés ! Résultat qu'il ne faut point oublier et qui nous donne la clé de ces guérisons inespérées. J'insiste à dessein sur ces observations qui, quoique connues des praticiens, n'ont pas été l'objet de commentaires sérieux; cependant elles ouvrent une voie admirable à la cure de ces phthisies réputées fatalement incurables.

§ 4. — Quand une lésion organique existe dans un poumon, la quantité d'air que la respiration introduit dans cet organe est diminuée d'après l'étendue de la lésion ; par conséquent, les fonctions hématosiques sont altérées, et la transformation du sang veineux en sang rutilant est incomplète. Si l'altération pulmonaire est de peu d'importance, les symptômes fonctionnels subissent un trouble insignifiant qui peut subsister avec les apparences de la santé, tandis que si la lésion est grave par son étendue et par la destruction du tissu, la santé subira des atteintes d'autant plus graves que l'absorption de l'oxygène est plus amoindrie.

Etant donnée une surface pulmonaire représentée par 1 dans l'état normal, c'est-à-dire dans l'état supposé idéal où les vésicules pulmonaires se laissent toutes pénétrer par l'air atmosphérique, dans une heure cette surface absorbe 24 litres d'oxygène et rejette 21 litres d'acide carbonique. Si cette surface pulmonaire vient à être diminuée d'un douzième par la destruction du tissu vésiculaire, formation tuberculeuse, cavernes, engouement, etc., dans une heure il y aura absorption de 2 litres d'oxygène en moins. La transformation en sang rutilant sera imparfaite, et la nature, pour y suppléer, sera tenue à des efforts qui nuiront forcément à l'harmonie. Sans contredit, ces 2 litres d'oxygène sont nécessaires dans l'état habituel; aussi les mouvements respiratoires seront plus rapides et la circulation elle-même deviendra plus active. L'expérience et l'observation m'ont démontré d'une façon indubitable que, malgré l'accélération des mouvements respiratoires, quoiqu'à la vérité il pénètre dans un temps donné une plus grande quantité d'air atmosphérique, l'absorption du gaz oxygène n'est pas plus considérable que si les fonctions respiratoires avaient leur marche habituelle.

Le raisonnement lui-même suffit à démontrer la justesse de cette remarque. En effet, quand les mouvements sont accélérés, l'air arrive et sort dans les tuyaux bronchiques en plus grande abondance. Cet air pénètre d'un milieu plus froid dans un milieu plus chaud, et toujours le gaz expiré possède un degré de température à peu près équivalent à la chaleur moyenne du corps. L'air inspiré, au contraire, n'ayant pas le temps de puiser cette dose de calorique dans les gros tubes bronchiques, voies nasales, pharynx, larynx, etc., enlève aux organes pulmonaires une quantité de calorique plus forte, de là stase sanguine ; et si les différences de température entre l'organisme et le milieu ambiant sont considérables, un engouement pulmonaire et même une inflammation. Mais sans que ces derniers degrés se produisent, la stase sanguine diminue la capacité pulmonaire, puisque la masse du sang amenée dans le poumon par la circulation n'a pas changé ; à plus forte raison cette capacité est amoindrie par l'accélération du sang continuellement sous la dépendance de l'accélération des mouvements respiratoires. Je crois aussi avoir par ces explications réfuté l'idée d'un retour à l'état normal par une suractivité du poumon produite à l'aide de substances stimulantes, toniques et réconfortantes qu'on ne cesse d'employer, et à tort, comme moyens curatifs dans les affections chroniques du poumon.

§ 5. — Du moment que la nature ne peut se suffire à elle-même pour enrayer les troubles consécutifs à cette diminution dans les fonctions endosmotiques, on aurait pu penser qu'un air artificiel contenant un peu plus d'oxygène aurait la propriété de remédier à cette altération fonctionnelle. J'ai encore présentes à l'esprit les remarques de certains observateurs qui, avec sagacité, pensaient accorder du bien-être à leurs patients en les mettant dans un milieu plus oxygéné.

Ce genre de recherches n'a pas abouti ; car l'oxygène, en présence du sang noir, demande un certain temps pour se substituer à l'acide carbonique ; et le milieu ambiant contiendrait même de l'oxygène pur que la quantité absorbée ne serait pas plus forte que dans les conditions habituelles puisque, quand la surface pulmonaire tout entière est intacte, l'absorption de l'oxygène est limitée, comme on peut le remarquer par la proportion de ce gaz très considérable dans l'air expiré.

Ce qui peut faire varier l'intensité de l'endosmose, ce n'est que la pression atmosphérique et la pression intérieure. Moins la pression du sang dans les capillaires est intense, plus la faculté d'absorption est prononcée. Qui n'a remarqué cette propriété de l'organisme à la suite de saignées abondantes ? Par des expériences, on pourrait calculer mathématiquement la force endosmotique du sang. Dans l'arbre artériel, la tension du sang fait équilibre à une colonne mercurielle de 15 centimètres ; mais dans l'artère pulmonaire la tension est moitié moindre, parce que le principe de la tension du sang dans les artères (les contractions des ventricules) est moitié moindre dans le cœur droit que dans le cœur gauche. C'est donc en raison de l'endosmose gazeuse que la nature a su donner moins de puissance au ventricule droit.

Diverses causes affaiblissent la tension dans l'arbre circulatoire : l'inspiration la diminue de 1 centimètre dans les artérioles et de plusieurs centimètres dans les grosses artères. Les saignées un peu abondantes donnent lieu aux mêmes phénomènes, ainsi que les lésions profondes du système nerveux. La digitale, le tabac, l'inspiration de vapeurs d'éther et de chloroforme diminuent aussi cette tension dans les artères par leur action sur le cœur.

Un phénomène que je tiens à noter en passant, c'est que la contractilité artérielle joue dans les circulations locales un rôle très actif et peut entraîner des modifications importantes, soit par la contraction en augmentant la vitesse du sang, soit par la dilatation en la ralentissant au contraire. Ainsi, on peut juger de l'importance que cette contractilité acquiert dans la circulation pulmonaire et de l'influence que certains médicaments peuvent avoir en exerçant leur action sur le diamètre des vaisseaux. N'est-ce pas là un moyen indirect de modifier l'endosmose dans les vésicules pulmonaires ?

La pression atmosphérique fait aussi varier le pouvoir endosmotique. Quand elle augmente, l'air est comprimé, et réduit à un plus faible volume ; alors il résulte que l'oxygène est plus concentré dans les vésicules pulmonaires, et que la force de compression sur la membrane respiratoire est un appoint à la condensation qui s'opère dans les globules du sang. Cette force serait bien plus développée si l'absorption gazeuse était soumise simplement aux lois de l'endosmose ; mais je reviendrai plus tard sur ces phénomènes. Soit dit en passant, la pression atmosphérique a, sur l'acte respiratoire, une action moindre qu'on pourrait le penser. Il n'en est pas de même de la raréfaction de l'air qui, poussée à certaines limites, entraînerait l'asphyxie des globules.

§ 6. — Quand on étudie les phénomènes physiologiques de la respiration, on reconnaît bien vite que l'oxygène est une substance absolument indispensable pour les réactions chimiques qui s'opèrent dans le sang. Ce gaz n'est pas à l'état de dissolution dans le sérum, mais à l'état de condensation dans les globules qui jouent, par rapport à l'oxygène, le rôle du noir de platine, *une action catalytique.* Il n'y a pas de combinaison chimique, c'est une concentration qui a lieu dans la masse globuleuse. On peut se rendre compte de ce phénomène en mettant de l'albumine dans une solution d'indigo ; peu à peu la première substance attire à elle toute la matière colorante en vertu d'une force attractive particulière.

L'acide carbonique qui résulte des combinaisons chimiques de l'oxygène avec les substances organiques se trouve en dissolution dans le sérum ; et si la quantité d'acide carbonique est plus considérable que le coefficient de dissolution, dans le passage du sang à travers le poumon l'acide surabondant sort par les tubes bronchiques et les vésicules pulmonaires, tandis que l'oxygène diminué dans les globules pénètre au travers des membranes pour saturer de nouveau les globules. Je ne puis être de l'avis de certains physiologistes qui prétendent que l'acide carbonique de l'expiration proviendrait en grande partie des carbonates alcalins du sang, et que l'acide carbonique serait déplacé de ses combinaisons par des acides plus fixes. Cette interprétation ne repose sur rien de fondé, puisque les carbonates alcalins ne sont pas en plus forte proportion dans le sang veineux que dans le sang artériel.

Quoi qu'il en soit, il se produit deux courants tout à fait indépendants : l'un d'oxygène à cause de l'effet attractif produit par les globules, et l'autre inverse d'acide carbonique à cause de l'état de surdissolution dans le sérum. Cet état d'indépendance des deux courants permet de faire comprendre les variations dans le rejet d'acide carbonique sans que l'absorption de l'oxygène subisse le moindre changement, phénomène que les lois de l'endosmose ne pourraient interpréter.

L'oxygène des globules sert à maintenir un degré de chaleur constant dans l'organisme par les combinaisons qui s'opèrent dans le plasma du sang, par la transformation des substances hydro-carbonées en acide carbonique et eau, par l'oxygénation des substances quaternaires, production des acides de la bile, de l'urée et autres substances sécrétoires et excrétoires. Les transformations chimiques nécessaires pour la constitution des tissus sont multiples et peu connues; mais elles ne nécessitent que des quantités d'oxygène insignifiantes, puisque ce sont des substances isomères ou presque isomères de l'albumine.

Le fait le plus important à noter dans l'étude physiologique des modifications organiques, c'est la nécessité de l'oxygène presque spécialement pour le maintien de la chaleur animale à l'aide de combinaisons chimiques plus oxygénées (ce sont les seules qui donnent une augmentation de calorique). Les autres produisent constamment une diminution. Cela se passe ainsi dans les plantes où le dégagement de l'oxygène par la décomposition de l'acide carbonique à l'aide de la chlorophylle amène un refroidissement qui peut s'élever même à plusieurs degrés, comme il est facile d'en faire l'observation.

§ 7. — Dans les organismes vivants, les causes de déperdition de chaleur sont, quoique nombreuses, faciles à reconnaître. Le milieu ambiant est toujours à un degré de température moindre, surtout dans nos climats ; et quand la différence est considérable, la consommation de l'oxygène et des principes hydrocarbonés augmente. La sueur qui se répand sur le corps enlève, par l'évaporation, à l'organisme une quantité de chaleur parfois énorme ; et, pour le dire en passant, la nature emploie souvent ce moyen pour rétablir l'équilibre dans les organes intérieurs et maintenir l'organisme au diapason d'une température constante.

Une étude qui demande beaucoup de perspicacité consisterait à placer l'homme dans des conditions données et à calculer la quantité d'oxygène suffisante pour conserver ce degré de température constante. La solution d'un pareil problème physiologique aurait d'immenses avantages. Elle servirait à dicter des lois hygiéniques aux personnes dont les poumons ne permettent ni les fatigues, ni les transitions brusques. Car il est un principe physiologico-pathologique qui dit que, pour rendre à un organe la santé et le fonctionnement normal, il faut l'amener à l'état de repos. Si, par une hygiène bien entendue, on met l'organisme dans des conditions telles que la déperdition de chaleur soit minime, la respiration deviendra alors plus libre, les mouvements respiratoires moins fréquents et moins étendus. Les poumons sont à l'état de repos qui ne peut être que relatif, puisque la fonction respiratoire s'exerce forcément sans interruption. Cet état de repos relatif est la disposition la plus apte à l'intégrité du poumon, ou au retour de cette intégrité dans le cas où une lésion antérieure serait survenue.

Ceci m'amène naturellement à étudier les moyens propres à donner aux poumons la plus grande tranquillité possible, tout en maintenant dans l'organisme les conditions normales. Cette étude est la clé de voûte des maladies respiratoires depuis que le rationalisme a fait la conquête des esprits et que la théorie des éléments a pris le premier rang dans les études médicales modernes. Comment n'en serait-il point ainsi? Le bon sens a succédé aux préjugés, et personne n'ignore que, pour arriver à la découverte du vrai, il est nécessaire de prendre connaissance de tous les éléments, de les pondérer, et surtout de reconnaître leurs degrés d'importance. Il n'en est pas autrement dans les sciences que dans les lettres ; et celui qui sait s'attacher à cet esprit méthodique ne doit avoir crainte de tomber dans l'erreur.

Dès l'instant où une altération subsiste dans une partie quelconque de l'organisme animal, les conditions normales sont non-seulement chargées dans cette partie, mais peu à peu le trouble se propage, et toutes les fonctions sont en souffrance. Que les efforts de la nature ou de l'art tendent à produire une amélioration dans ce trouble des diverses fonctions, il en résultera nécessairement pour la lésion organique un mieux-être qui sera très-favorable à la guérison. Ce sont des principes qui ne supportent pas la discussion, vrais dans leur ensemble, vrais dans leurs moindres détails. Voulez-vous opérer la curabilité d'une fièvre typhoïde? Combattez la céphalalgie, l'embarras de l'estomac, la diarrhée, la fièvre même, etc; en un mot tous les éléments principaux qui frappent vos regards, et vous arriverez peu à peu par cette voie sûre à combattre efficacement l'altération du sang, le premier terme de la maladie.

§ 8. — L'activité fonctionnelle produit dans les organes une détérioration que les forces vitales tendent à compenser par les échanges moléculaires qui se font suivant des lois fixes dans la nutrition normale. Mais que des causes extérieures vulnérantes ou autres, et des causes intérieures dérivant de leur but produisent une lésion matérielle dans un organe, il faudra, pour que cet organe rentre à son état

primitif, diminuer dans la limite du possible l'activité nécessaire à l'exécution de sa fonction. On sera sûr d'atteindre la
perfection dans le résultat en supprimant cette dernière dans
le cas où son action n'est pas absolument indispensable à la
bonne harmonie de l'organisation. Les exemples abondent
dans notre esprit. Une fracture, quelle qu'elle soit, exige le
repos absolu pour une consolidation régulière de l'os. Il est
reconnu par tous les praticiens qu'une maladie du cœur est
fatalement incurable. Le principe qui vient d'être émis nous
en donne l'explication. Aussi pour procurer du bien-être aux
souffrances cardiaques, il est de règle de diminuer autant que
faire se peut, l'activité du cœur à l'aide de la digitale dont
tout le monde connaît les effets admirables, et dont l'emploi amène un ralentissement de la circulation.

Enfin, les lésions organiques du poumon offrent une
gravité malheureusement incontestée, et par l'importance
majeure de cet organe, et par son activité continuelle, qui
ne peut être entravée sans amener des accidents formidables
ou même la mort par asphyxie. Cependant, s'il y a impossi-
bilité absolue de donner aux poumons le repos complet,
situation qui, abstraction faite de leur rôle dans l'économie,
serait éminemment propice à la guérison radicale, assez
grande sera la facilité de ralentir les mouvements respiratoires qui, par leur fréquence, je dirai même par leur
désordre, nuisent à la lésion et ne font que l'aggraver.

§ 9. — L'enchaînement des fonctions a été peu étudié
jusqu'à ce jour ; les traités de physiologie ont eu le soin de
s'occuper de l'analyse plutôt que de la synthèse. Cependant,
derrière ce rideau est une lumière qui éclairera d'un jour
nouveau les études physio-pathologiques. La synthèse, pour
atteindre son but, doit étudier le rapport fonctionnel de
chaque organe avec tous les autres sans exception, les degrés

de similitude, de rapprochement, d'éloignement, d'effets contraires, et même de nocuité. C'est un vaste champ à explorer, rempli d'une abondante moisson. Quelle belle et en même temps admirable étude pour le poumon ! Mon défaut de connaissances ne me permet d'en dire que quelques mots.

L'homme, dans les phases qu'il parcourt depuis la naissance jusqu'à la mort, est soumis à des influences extérieures tellement nombreuses et variées, que l'on s'explique difficilement comment il peut résister d'aussi longues années à des causes perpétuelles de maladies et de désordres organiques. Aussi, sans faire la part du vice héréditaire, qui compte assurément dans la production des états morbides, voyons-nous le poumon le plus exposé à ces influences délétères ? C'est ce qui explique la fréquence des maladies respiratoires. Comme conséquence d'une altération pulmonaire, il y a imperfection dans les échanges gazeux ; les globules du sang ne rencontrent plus suffisamment d'oxygène pour se saturer ; le sang ne possède plus les propriétés rutilantes nécessaires aux transformations chimiques qui s'opèrent dans les capillaires.

Le poumon réagit sur les autres fonctions par l'intermédiaire du sang. Si les globules ne reçoivent plus suffisamment de gaz oxygène, la multiplication cellulaire est diminuée dans les ganglions lymphatiques, organes reconnus comme présidant à la formation globulaire. La rate, au contraire, comme le sang est plus chargé d'acide carbonique, accélère son travail physiologique de destruction cellulaire ; le sang perd par conséquent une partie de ses globules ; il absorbe de moins en moins d'oxygène, et l'anémie s'accroît progressivement.

Il est parfaitement avéré que le système nerveux, pour

conserver son intégrité, a besoin d'une activité qui répare les pertes que son travail lui fait subir. Comme il préside à toutes les fonctions, et qu'il est le grand moteur de la vie organique et intellectuelle, les cellules sont continuellement en surcroît d'activité, le renouvellement moléculaire est constant.

On croyait généralement que le sang ne possédant plus assez d'oxygène perdait ses propriétés chimiques, et que dans ce cas la nutrition ne se faisait plus normalement. C'est là une erreur que la synthèse réprouve, car aux divers organes, il faut une réparation de composition chimique différente roulant surtout sur les substances azotées. Ce sont moins des combinaisons chimiques que des changements moléculaires qui donnent à ces substances contenues dans le sang leur vertu réparatrice.

L'activité vitale du système nerveux règne entièrement dans les cellules nerveuses qui se composent de substances isomères à l'albumine. Alors peu importe que le sang contienne plus ou moins d'oxygène, l'albumine soluble sort des vaisseaux en vertu de son pouvoir endosmotique et change sa constitution moléculaire d'après l'attraction dont elle est l'objet et d'après sa résistance au pouvoir endosmotique.

La classe des albuminoses en chimie organique est très complexe. Elle se reconnaît parce que leur composition chimique est à peu près identique, et surtout parce que leur réaction avec les divers agents chimiques a beaucoup de similitude.

Mais ce qu'on doit avant tout reconnaître, c'est que leurs combinaisons moléculaires peuvent présenter des variations à l'infini ; et quoique l'analyse chimique ne parvienne à découvrir de différence palpable, leur constitution moléculaire présente une variabilité que la lumière permet de constater.

Le système nerveux ne souffrirait donc point de cette viciation sanguine, puisque les éléments nécessaires à sa régénération se rencontrent toujours dans le sang. Mais en revanche, il est d'autres actions desquelles il ne saurait se passer ; ce sont la caloricité et les phénomènes électriques.

La transformation des saccharins ne se faisant plus que d'une manière incomplète, la chaleur intérieure diminue, et un état de coagulation du protoplasma cellulaire nerveux en est la conséquence, ce qui empêche la régularisation des phénomènes nerveux. Le même raisonnement s'applique à l'altération des sens et à celle du système de la vie organique.

Le cœur, agent moteur de la circulation, est atteint, et par le système nerveux, et surtout par le voisinage de la lésion pulmonaire. Car le produit morbide du poumon est une épine qui constamment irrite les tissus environnants, amène des congestions, des engorgements et même des inflammations. Qui n'a présentes à l'esprit ces palpitations cardiaques dont j'ai vu méconnaître l'origine, que l'on considérait et traitait comme affections essentielles, lorsqu'elles étaient en réalité l'une des nombreuses manifestations de la maladie respiratoire ?

§ 10. — Les considérations qui précèdent nous permettent de reconnaître l'essentialité des fonctions pulmonaires dans l'économie. Personne n'ignore que la peau jouit d'une respiration supplémentaire. Chez les animaux dont l'épiderme est très épais ou écailleux, chez ceux qui sont couverts de poils ou de plumes, la respiration cutanée est à peu près nulle. Mais il n'en est point ainsi pour certains animaux à sang froid, dont la peau est nue ou humide. Il est facile de s'en rendre compte par l'expérimentation. M. Edwards, qui s'est occupé de cette étude, a constaté que des grenouilles, auxquelles il avait supprimé l'entrée de l'air dans le poumon par une enveloppe cirée, pouvaient vivre plusieurs jours lorsque le reste du corps était au contact de l'air; tandis que, s'il les plongeait entièrement dans un milieu non oxygéné, elles périssaient toutes en moins de dix heures.

C'est Spallanzani qui, l'un des premiers, a constaté l'exhalation de l'acide carbonique par la peau. Il s'est aperçu qu'en plongeant le bras dans une cloche pleine d'air, renversée sur une cuve d'eau distillée, et le laissant une heure environ dans ce milieu, on obtenait un précipité de carbonate de chaux, par l'addition d'une certaine quantité d'eau de chaux.

Il ressort de cette expérience que la peau de l'homme est perméable aux gaz, et qu'elle présente quelques analogies avec le poumon. Le derme est sillonné par un réseau sanguin très-délié qui facilite les échanges gazeux et supplée jusqu'à un certain point à la respiration pulmonaire, lorsqu'elle est entravée par un trouble de peu d'importance.

Ces phénomènes servent à expliquer pourquoi les individus plongés dans un milieu très-oxygéné éprouvent un besoin moins impérieux à exécuter leurs mouvements respiratoires, et pourquoi ils ressentent un bien-être inexprimable dans une atmosphère pure; c'est au point qu'ils croient rendre exactement leur pensée en disant qu'ils respirent par tous les pores.

Ces quelques considérations sur la physiologie des poumons vont nous permettre d'aborder maintenant le point capital de nos recherches : *la méthode oxygénante.*

CHAPITRE II

Pénétration de l'Oxygène dans le sang par une voie autre que le Poumon. — Théorie des Oxygénants ou tendance à la méthode dite de respiration artificielle

§ 1. — Le poumon, outre son utilité mécanique, a pour but essentiel de donner de l'oxygène au sang. La peau elle-même, comme on vient de le voir, remplit une fonction accessoire de l'organe pulmonaire ; mais en raison de son peu de perméabilité, elle ne laisse pénétrer qu'une très-faible quantité d'oxygène.

Quand le poumon, atteint d'une lésion qui détruit plus ou moins son tissu, ne peut plus fonctionner que d'une façon imparfaite, la dose d'oxygène qui pénètre dans le système sanguin est insuffisante. Si, par un moyen indirect, on parvenait à faire absorber assez d'oxygène aux globules sanguins pour rendre à ces derniers leurs conditions normales, on mettrait évidemment l'organisme dans la situation la plus rapprochée de l'état de santé, et on le rendrait plus apte à guérir de lésions nouvelles et même invétérées.

Il est très-facile de faire pénétrer par la voie stomacale des substances qui contiennent de l'oxygène à l'état de condensation ou de combinaison chimique, et qui, arrivées dans le système sanguin, abandonnent facilement ce métalloïde. En pondérant la dose de ces substances d'après le degré de la lésion pulmonaire, on substituera l'état normal à l'état pathologique le mieux confirmé. N'est-il pas aisé de concevoir qu'une lésion, de quelque nature qu'elle soit, a toutes les chances de guérison devant le retour de l'organisme à une situation normale ? Ne voit-on pas aussi qu'en généralisant cette idée, on peut arriver à un grand résultat dans la cure des maladies? C'est ce que plus tard nous examinerons.

Toutes les muqueuses sont aptes à l'absorption; celle de l'intestin a pour les gaz une faculté absorbante remarquable ; car il est fréquent d'observer des tympanoses extraordinaires qui disparaissent en un clin d'œil. Mais si elle était tenue d'absorber l'oxygène en nature, la surface intestinale ne pourrait remplir que très imparfaitement ce rôle; en effet, en la supposant étalée, elle serait considérablement moindre que la surface pulmonaire qui, sur un plan uni, occuperait un espace très étendu.

Ce n'est point sur une masse gazeuse que se fait l'absorption, c'est sur une substance oxygénée qui, pénétrant lentement dans la circulation, se décompose peu à peu en abandonnant l'oxygène. Alors ce gaz *à l'état naissant* est dans les conditions les plus propres à l'assimilation.

Pour remplacer idéalement l'absorption pulmonaire, il serait nécessaire de faire pénétrer par ces voies détournées près de 500 litres d'oxygène en 24 heures. Cette conception peut paraître hardie, car au premier abord il semble impossible de supprimer un organe aussi important que le poumon. Cependant, lorsque ce dernier organe a subi une altération qui diminue son pouvoir endosmotique, l'organisation ressentirait un contre-coup fâcheux si une respiration artificielle ne venait compléter la fonction pulmonaire. Ici se pose la question de savoir s'il est des substances qui, introduites par les voies digestives ou autres, laissent suffisamment d'oxygène pour autoriser une semblable théorie. Je vais entrer dans quelques détails à ce sujet.

Les corps oxygénants sont très nombreux dans la nature. Quelques-uns ne peuvent être pris qu'à dose très modérée, aussi ils n'ont aucune utilité dans l'état actuel. D'autres, au contraire, se décomposent trop facilement et ne remplissent point le but. Enfin, il y a des substances qui, pouvant être absorbées à haute dose, se décomposent lentement et abandonnent leur oxygène au sang; dans ce dernier cas, il faut encore considérer l'état d'utilité, de nocuité ou d'indifférence du sel restant.

Ainsi, dans la recherche des corps oxygénants aptes à la fonction respiratoire artificielle, il y a de nombreuses difficultés qu'il appartient à l'observation de vaincre.

La solution du problème consiste donc à faire pénétrer par les voies digestives une substance indifférente à l'organisme, contenant beaucoup d'oxygène à l'état de combinaison ou de condensation, se décomposant peu à peu dans les humeurs, et exerçant un effet utile ou indifférent lorsqu'elle est désoxygénée.

Nous allons d'abord passer en revue les substances oxygénantes ayant l'oxygène en combinaison chimique.

§ 2. — CHLORATES. — BROMATES. — IODATES.

Le chlorate de potasse, par exemple, est un sel qui, dans certaines conditions données et par un mode de préparation tout spécial, abandonne volontiers son oxygène au sang, et on le retrouve à l'état de chlorure de potassium dans les urines. Si l'on donne du chlorate de potasse pur à l'intérieur, jamais on ne retrouvera dans les urines qu'une infime quantité de ce sel décomposée ; car il faut reconnaître que les chlorates sont des sels très fixes et pouvant même résister à un degré de chaleur très élevé, 250 degrés au moins.

Ce sel a déjà été expérimenté dans la phthisie par le docteur Burle. Ce médecin anglais fait dissoudre 35 grammes de chlorate de potasse dans 2 litres d'eau bouillante. Il administre au malade de 30 à 120 grammes de ce sel par semaine, et donne en même temps 1 ou 2 kilogrammes de sucre ordinaire ou de sucre de lait. Il prétend avoir réussi 19 fois sur 20. En supposant même qu'il y ait de l'exagération dans le résultat, parce qu'on peut croire que tout inventeur a une tendance à s'illusionner sur son système, il est évident qu'un succès semblable dénote les bons effets de ce médicament ; car il est impossible de mettre sur le compte de la coïncidence d'aussi nombreuses guérisons d'une maladie répétée incurable. Ce médecin a employé le chlorate de potasse d'une façon empirique ; mais avec les données qui résultent de l'expérimentation de ce médicament, il est simple d'en connaître le mode d'action. Une faible quantité de ce sel est décomposée dans les urines, puisqu'on ne retrouve pas toute la dose de chlorate qui a été prise par la voie stomacale. L'effet de ce sel consiste donc dans une faible oxygénation du sang qui tend à favoriser le maintien ou le retour aux conditions normales.

On peut parfaitement se rendre compte de la quantité d'oxygène que perd le chlorate de potasse dans le système circulatoire. L'équivalent chimique du chlore est 35 50 ; celui du potassium est 39, et celui de l'oxygène 8.

La formule du chlorate de potasse est ClO^5, KO ($ClKO^6$) ou $35,50 + 39 + (8 \times 6) = 122,50$.

Ainsi 122 gr. 50 de chlorate de potasse contiennent 48 grammes d'oxygène. 1 gramme contient 0 gr. 391 de ce métalloïde. Comme le litre d'oxygène pèse 1 gr. 429, il y a 27 centilitres par gramme de sel oxygénant.

En faisant le même calcul pour le chlorate de soude, on trouverait 31 centilitres et demi par gramme de cette dernière substance. Pour les bromates et les iodates, la quantité d'oxygène serait moindre , attendu que les équivalents chimiques de ces corps sont très élevés, celui du brome étant 80 et celui de l'iode 127.

Je n'ai certainement point l'intention de passer en revue toute la série des composés chimiques oxygénants. Par cette manière d'agir, je n'atteindrais pas le but auquel je tends. Car je dois dire ici que je m'occupe moins des substances prises en particulier que du principe culminant de l'oxygénation par un moyen quelconque, pourvu que la substance employée soit indifférente à l'organisme quand elle est donnée à dose même très forte, pourvu qu'elle perde peu à peu son oxygène qui, à l'état naissant, agit bien plus énergiquement, et pourvu que son effet final soit utile ou indifférent. Etant donnée une substance remplissant ces indications d'une manière complète, il appert que, si elle est utilisée avec discernement et connaissance certaine de ses effets, on remplacera jusqu'à un certain point la fonction respiratoire par un mode d'absorption, similaire quant au résultat, que sans prétention on peut appeler *respiration artificielle*. Quoi de plus clair, quoi de plus limpide que cette méthode qui puise ses arguments dans la nature elle-même , comme je l'ai écrit ailleurs, en prouvant qu'une même fonction peut être remplie par des organes d'un ordre différent. Cette méthode de la *respiration artificielle*, venant en aide à l'économie, est destinée à un immense succès lorsque les recherches dans ce sens auront abouti, et lorsqu'on parviendra à donner les corps oxygénants avec autant de facilité que les substances alimentaires.

Le chlorate de potasse, dont je viens de parler, est un bien faible corps oxygénant. On peut le prescrire jusqu'à la dose de 15 grammes et plus par jour. Habituellement, on l'emploie à la dose de 4 ou 5 grammes; ce qui fournit à

peine un litre et demi d'oxygène dans les 24 heures.
Evidemment la quantité est très minime si on la compare
avec celle que font pénétrer les poumons pendant le même
laps de temps ; mais l'oxygène du chlorate a une puissance
d'action bien autrement supérieure à celui obtenu par la
respiration ; car le chlorate pénètre dans les interstices
moléculaires, et son oxygène sert aux transformations de
tissus et aux combinaisons quaternaires, tandis que l'oxygène
inspiré, restant condensé dans les globules, n'est utilisé que
pour les combustions des substances ternaires et le maintien
de la caloricité à un degré constant.

Le chlorate de soude, qui est un sel un peu plus oxygénant
que le chlorate de potasse, a été employé au moins aussi
avantageusement. D'ailleurs, comme lui, par une préparation
spéciale, il abandonne volontiers son oxygène, puis se transforme en chlorure de sodium, sel qui entre pour une bonne
part dans la constitution de l'économie. On se rappelle peut-
être les essais tentés contre la phthisie avec le chlorure de
sodium lui-même, et basés sur une découverte faite déjà
depuis longtemps dans l'élevage des races animales, à savoir
que l'emploi du sel marin facilite l'ingestion des denrées
alimentaires et produit l'embonpoint.

Quand le chlorate de soude est employé à doses énormes,
30 et 40 grammes, il n'a pas d'action vénéneuse ; il produit
simplement un peu d'irritation intestinale qui provoque des
selles diarrhéiques. Rarement on a occasion de prescrire une
aussi forte dose de cette substance. Si l'on se croit obligé
de le faire, c'est dans les cas de lésions pulmonaires éten-
dues.

Les bromates, les iodates n'ont pas été expérimentés par
moi. Ce que je sais seulement, c'est que je suis parvenu à
les faire transformer dans l'intérieur de l'organisme en bro-

mures et iodures, puisque je les ai retrouvés dans les urines sous cette dernière forme. Mais comme ils sont moins oxygénants et que leur résidu n'est pas indifférent, j'ai la conviction qu'ils ne produiraient pas un résultat aussi favorable.

L'idée de l'oxygénation du sang n'est pas nouvelle. Fourcroy admettait que certaines substances oxydantes cédaient leur oxygène aux tissus animaux ; il ajoutait que, à cause de cet effet oxydant, plusieurs médicaments ont été employés comme reconstituants et excitants dans un certain nombre de maladies chroniques. Simpson lui-même, le célèbre accoucheur anglais, a prescrit le chlorate de potasse dans les cas d'hémorrhagies placentaires pour fournir de l'oxygène au fœtus.

Ces études ont passé inaperçues jusqu'à ce jour, et aucun auteur n'a dirigé désormais ses observations dans cette voie.

§ 3. — EAU OXYGÉNÉE.

Une substance oxydante, bien connue chimiquement, aurait mérité d'être expérimentée avec attention, c'est l'eau oxygénée ou bioxyde d'hydrogène. En effet, cette substance abandonne assez volontiers un équivalent d'oxygène en présence de certains corps, tels que le charbon, le platine, le peroxyde de manganèse, etc. Malheureusement l'eau oxygénée est un liquide d'une saveur métallique très désagréable ; aussi, son emploi est très difficile parce qu'il répugnerait aux malades de la prendre pure. Lorsqu'on la coupe avec une certaine quantité d'eau, on parvient à diminuer considérablement la saveur métallique, et si on ajoute à la liqueur une essence aromatique qui masque cette saveur, le liquide qu'on obtient dans ces conditions peut être facilement pris par les personnes les plus délicates et les plus méticuleuses. Il est possible d'élever la dose jusqu'à 15 et 20 grammes par jour. Richardson, qui a vanté l'eau oxygénée dans l'anémie ou à la suite des fièvres graves, a remarqué qu'elle relevait les forces digestives, et qu'elle jouait le rôle d'un reconstituant énergique. Si l'on veut se rendre compte de la quantité d'oxygène qu'un gramme d'eau oxygénée abandonne lorsqu'elle se décompose en eau et oxygène, le calcul est très simple au moyen des équivalents chimiques.

La formule de l'eau oxygénée est HO^2. $H = 1$. $O = 8$ ou $HO^2 = 1 + 16 = 17$. HO^2 abandonne seulement O ou 8, ce qui fait à peu près la moitié de 17. Ainsi le bioxyde d'hydrogène perd près de la moitié de son oxygène en poids. Comme un litre de ce dernier gaz pèse 1 gr. 429, il en résulte qu'un gramme d'eau oxygénée abandonne 35 centilitres d'oxygène. Une dose aussi énorme de ce gaz introduite dans l'intérieur de l'organisme active la combustion des matières organiques, aide à l'élaboration des substances nécessaires à la vie, et permet de suppléer au peu d'énergie de l'oxygène atmosphérique qui, pour produire un effet utile, a besoin d'être condensé dans les globules, et qui, lorsque ceux-ci éprouvent une diminution, se trouve en quantité insuffisante.

§ 4. — MANGANATES. — CHROMATES.

Les manganates et permanganates sont des corps oxydants très énergiques. Depuis quelque temps, on les emploie contre certaines affections comme désinfectants. D'ailleurs, cette propriété leur est donnée par une facile décomposition et une grande instabilité. Ils abandonnent volontiers une partie de l'oxygène et se transforment en bioxyde de manganèse et oxygène. Ces sels sont vénéneux et ne peuvent être employés qu'à dose extrêmement minime à l'intérieur ; aussi jusqu'alors ils n'ont point été reconnus aptes à remplir les conditions de l'oxygénation, puisqu'à cet effet se mêlerait l'action vénéneuse des bases qui dérivent de leur transformation.

Aujourd'hui, on fait des solutions titrées à 5 ou 25 pour 100 ; mais on est obligé de se servir de l'eau distillée, parce que toute matière organique décompose le permanganate à l'instant. On se sert de ces solutions dans les pansements de plaies simples, d'ulcères gangréneux, de cancers, etc. On vend dans le commerce la solution au 10ᵉ, qui peut être employée pure comme caustique ; on en donne 10 à 30 gouttes dans un verre d'eau contre le croup, l'angine couenneuse et le cancer. La solution de permangate de potasse au millième, poudroyée à l'aide d'un pulvérisateur, est un excellent moyen de purifier l'air dans les maladies épidémiques et contagieuses (Réveil.)

Le péroxyde de manganèse est un corps qui a servi très souvent à la préparation de l'oxygène, soit par la calcination seule, soit par la transformation avec un acide énergique. Cet oxyde est tout à fait insoluble dans l'eau. Jusqu'à ce jour il a été inusité en médecine.

Les chromates ont une action oxydante pareille à celle des manganates, et comme ceux-ci, on ne les utilise que pour l'usage externe.

§ 5 — HYPOCHLORITES.

Les hypochlorites demandent une étude toute spéciale. Rarement on les obtient chimiquement purs ; ils sont habituellement mélangés avec des chlorures ; c'est ce qui fait qu'on leur donne le nom de chlorures de soude, de chaux, etc. Leur action oxygénante est depuis de longues années utilisée pour détruire les matières colorantes d'origine organique. Ce n'est point par le chlore, mais par l'oxygène que cet effet décolorant a lieu; car, s'il en était autrement, le chlore, en enlevant l'hydrogène de la substance organique, diminuerait le poids de cette dernière; mais comme ce poids est augmenté, il en résulte que la substance s'ajoute de l'oxygène qui la pénètre pour changer sa constitution.

La réaction se fait de la manière suivante :

$$\text{ClO, MO} + \text{HO} = (\text{ClM, HO}) + 2\,\text{O}.$$

Les hypochlorites ont été quelquefois employés dans les maladies avec insuffisance d'oxygénation du sang.

Van den Corput a eu l'idée d'oxygéner le sang par la peau, en se basant sur ce principe que la peau est reconnue comme étant le siége d'une respiration accessoire. Il s'est servi de l'hypochlorite de soude à haute dose soit en bains, soit à l'intérieur. Ce sel est un oxydant énergique qui se transforme dans l'économie en chlorure de sodium. L'expérience faite par Van den Corput a confirmé les *inductions théoriques qu'il avait conçues.

La formule de sa potion hématosique est :

Hypochlorite de soude liquide récent .. 2 à 6 grammes.
Eau simple......... .... 120 —
Sirop de menthe..... . ·.......... 30 —

La formule du bain hématosique est :

Hypochlorite de soude récent... 500 à 1000 grammes.
Eau commune de 18 à 30° ..... 300 litres.

La trop grande instabilité de ce sel l'empêche de remplir les conditions oxygénantes nécessaires à l'harmonie des fonctions organiques ; mais néanmoins il ne faut pas perdre de vue ses merveilleuses facultés oxydantes auxquelles il doit ses propriétés thérapeutiques et curatives.

§ 6. — DE L'INFLUENCE DES FERMENTATIONS SUR LE DÉDOUBLEMENT DES CORPS ET SUR LA FORMATION DE L'OXYGÈNE DANS CERTAINES CONDITIONS DONNÉES.

Les fermentations sont pour le médecin un sujet de méditation profonde. Les progrès de cette science ont donné l'interprétation de phénomènes extraordinaires, et ont permis d'agrandir considérablement le champ de la chimie organique. Je ne suis pas étonné qu'un jour cette étude donnera la clé de nombreux phénomènes qui sont encore aujourd'hui couverts d'un voile mystérieux.

La fermentation offre des caractères particuliers qui permettent de la considérer comme une altération chimique produite dans un corps organique par la présence d'une autre substance organique toujours azotée, sans que cette dernière paraisse prendre part à la formation des produits d'altération de la première. (*Des Fermentations*, par Monoyer.)

Pour qu'une fermentation se produise, il est nécessaire que se trouvent en présence des aliments appropriés, une certaine quantité d'eau et une certaine température. Si l'une de ces trois conditions n'est pas remplie, la transformation ne s'opère pas. Comment comprendre qu'un ferment, par sa seule force de contact, réagisse sur certaines substances organiques pour en opérer le dédoublement? Le problème est en partie résolu. Tout ferment est un composé d'éléments cellulaires vivants faisant participer au mouvement vital qui s'opère en eux les molécules fermentescibles qui les environne. Est-ce par l'effet d'une condensation de l'oxygène dans ces cellules qu'a lieu le dédoublement ? Ou bien est-ce par l'influence vitale que l'affinité chimique parvient à être rompue? Quoique je penche pour la première hypothèse, je m'éloignerais de mon sujet en discutant ces deux points. Qu'il nous suffise de savoir que certains ferments jouissent de la propriété de rompre des affinités chimiques très énergiques. Il y a des ferments tellement réducteurs que l'eau elle-même, qui est un composé néanmoins très fixe, parvient à être décomposée.

J'ai fait sur l'influence réductrice des ferments un certain nombre d'expériences remarquables :

1° — Une solution de chlorate de potasse, du miel et de la levure de bière ont été mis dans un flacon hermétiquement bouché et exposés pendant 48 heures à une température constante de 25°. Au bout de ce temps, le chlorate a été décomposé en chlorure ; il ne restait plus dans la liqueur qu'une quantité insignifiante du premier sel. Voici le moyen que j'emploie pour reconnaître la présence d'un chlorate et en faire l'analyse quantitative. Je précipite de la liqueur tous les chlorures à l'aide du nitrate d'argent, et j'ai le soin de ne pas mettre de ce dernier en excès ; avec quelques précautions il est facile d'atteindre ce résultat. Je filtre, puis je reçois le liquide filtré que je fais bouillir jusqu'à dessication complète. Je calcine les cendres à un degré suffisant pour transformer complétement le chlorate en chlorure ; je reprends le résidu par l'eau distillée, et je précipite les chlorures formés par l'azotate d'argent. En pesant le précipité, on a le poids du chlorure d'argent et par suite le poids du chlorate de potasse. Avec un peu d'habitude, on parvient à obtenir un dosage presque mathématique ;

2° — Une solution de chlorate de potasse, de la pepsine et du sucre de lait ont été mis en présence dans les mêmes conditions que précédemment. Le chlorate a été réduit presque complétement ;

3° — Une solution de chlorate a été mise avec du malt. La

décomposition ne s'est opérée qu'en faible quantité parce que la température du bain-marie était trop basse pour la fermentation ;

4° — Du chlorate de potasse, avec lequel ont été déposés quelques globules de levure de bière, a présenté, au bout de 48 heures, des traces de chlorure ;

5° — On a fait absorber pendant plusieurs jours du chlorate à un individu et on a recueilli ses urines qui ont été analysées d'après le procédé que je viens de décrire. Une très faible portion du chlorate a été décomposée, car on a retrouvé ce dernier sel dans les urines, et la proportion du chlorure n'avait pas augmenté.

Cette expérience a été répétée sur plusieurs sujets, et toujours ce dernier résultat a été obtenu (1).

Il faut conclure de ces recherches que la fermentation est un des agents de décomposition les plus énergiques, puisque la présence d'un ferment parvient à vaincre les affinités chimiques les plus stables ; car le chlorate est un sel qui ne se décompose que par une chaleur intense, au-delà de 200°.

Les ferments ont des actions spéciales qu'il n'est pas dans leur nature de modifier ; et quand on obtient des décompositions autres que celles produites par les fermentations simples, l'observation a permis de découvrir que d'autres ferments s'étaient ajoutés aux premiers pour vaincre les affinités et opérer les dédoublements reconnus.

Certaines fermentations, au lieu de dégager de l'acide carbonique par suite de l'affinité de l'oxygène pour le car-

____

(1) Je n'ai pas donné le résultat de l'analyse quantitative, parce que les expériences n'ont pas été faites avec une précision mathématique qui permettrait d'aligner des chiffres. Comme je continue ces expériences, j'espère pouvoir donner plus tard le résultat de mes recherches dans ce sens.

bone, subissent une transformation remarquable dans laquelle s'opère un dégagement d'hydrogène. L'eau, qui est un composé très fixé puisqu'elle peut être vaporisée et soumise dans cet état à des pressions extrêmement intenses sans subir de transformation chimique, n'échappe pas à la puissance de certaines fermentations qui la décomposent en produisant un dégagement d'hydrogène. Je citerai comme exemple d'une semblable fermentation la fermentation butyrique, dont le résultat final peut être représenté par l'équation suivante :

$$\underset{\text{Glycose}}{C^{12}H^{12}O^{12}} = \underset{\text{Acide lactique}}{2C^6H^6O^6} = \underset{\text{Ac. butyrique.}}{C^8H^8O^4} + \underset{\text{Ac. carbon.}}{4CO^2} + \underset{\text{Hydrogène}}{4H}$$

Pour qu'une liqueur jouisse de la propriété des ferments, il n'est pas nécessaire de rencontrer constamment dans son intimité des organismes vivants, c'est-à-dire des cellules jouissant du pouvoir de vivre et de se reproduire. Une substance organisée présentant, à part la vitalité, tous les caractères de l'organisation, a la faculté, dans certaines conditions, de jouer le rôle de ferment. Pour M. Robin, les matières organiques peuvent devenir une individualité en s'enveloppant d'une membrane cellulaire. Il ne reconnaît pas d'autre origine à la cellule fermentative de la levure de bière.

Une théorie à peu près semblable fait reconnaître la même origine aux globules sanguins qui, d'après MM. Estor et Béchamp, sont composés d'une myriade de granulations moléculaires appelées par eux microzymas. Le globule se formerait par l'agglutination de ces microzymas, puisqu'avec la meilleure attention il n'est pas possible de découvrir de membrane cellulosique. De plus, ces granulations joueraient dans la masse sanguine le rôle de ferments ; elles serviraient à la condensation de l'oxygène et auraient une action de contact dans toutes les transformations.

La respiration, dans cette théorie, servirait à apporter

l'oxygène pour les combinaisons et ne serait qu'une manifestation de la fermentation nutritive.

Comme pour se régénérer il est nécessaire que les ferments aient une constitution globulaire, il en résulte que les ferments solubles ou à matière organisée s'épuisent à mesure qu'ils exercent leur action. Les microzymas sanguins, retenus par une agglutination, condensés en globules, ne peuvent que, dans des circonstances anormales, porter leur centre d'action hors des vaisseaux sanguins et troubler l'équilibre de l'organisme. Certaines substances ont aussi la propriété d'anéantir la puissance fermentescible des globules sanguins. Cette manière d'envisager la nutrition interstitielle est un progrès qui permettra à la chimie de pénétrer profondément dans l'intimité des tissus.

On voit par ces faits l'importance de l'étude des fermentations, surtout quand on songe qu'un ferment devient un agent réducteur à l'égal des acides plus énergiques, à l'égal de la chaleur, de l'électricité, et enfin à l'égal de la lumière, dont les effets sur les corps ne sont pas moins remarquables. J'aurai plus tard occasion de revenir sur la fermentation dans des études que je continue et que je publierai plus tard lorsque mes expérimentations sur cette matière auront été terminées.

§ 6. — CONSIDÉRATIONS SUR LES FACULTÉS DÉSOXYGÉNANTES DE LA CHLOROPHYLLE.

Dans cette étude, nous trouverons des notions très utiles pour la solution du problème que nous cherchons à résoudre. La plante, comme l'animal, a besoin d'oxygène pour l'exécution de ses fonctions les plus importantes : la germination, la reproduction. Si, dans l'acte de nutrition, il se fait dans

toutes les plantes à chlorophylle un dégagement d'oxygène,
ce phénomène est dû à l'assimilation de corps inorganiques,
acide carbonique, eau, qui, par les diverses transformations
qu'ils subissent, président à la grande loi de la formation
d'un tissu organisé au moyen de substances inorganiques ;
c'est là uniquement, je le répète, un acte de nutrition qui
s'opère dans les cellules à chlorophylle en présence de la
lumière et sous l'influence d'une chaleur convenable.

Les vieilles idées sur la respiration des plantes ont cessé
de régner dans la science. Il est parfaitement reconnu que
la plante, comme l'animal, ne peut vivre en l'absence de
l'oxygène. Mais la plante, qui a la propriété de produire ce
gaz dans certaines conditions données, se passera volontiers
d'un milieu oxygéné, puisqu'elle produit dans son sein une
quantité d'oxygène supérieure à celle qui lui est nécessaire
pour parcourir les diverses phases de son existence.

MM. H. von Mohl et Eusèbe Gris ont découvert les premiers le fait important de la décomposition de l'acide carbonique dans les cellules à chlorophylle en présence de la
lumière, et la corrélation qui existe entre ce phénomène et
la présence des grains d'amidon dans la chlorophylle de la
plupart des plantes.

Mulder, qui s'était beaucoup occupé de ce genre de
recherches, avait pensé que la chlorophylle subissait cette
transformation en amidon après avoir acquis la faculté d'éliminer de l'oxygène. Mais aujourd'hui, les auteurs qui ont le
plus approfondi ce sujet reconnaissent à la chlorophylle cette
propriété sans qu'elle éprouve dans son intimité la moindre
altération. Ce serait par une action de contact ou une force
de condensation de l'acide carbonique qu'elle opérerait ces
métamorphoses qui ne reconnaissent d'autres lois que le
rapport direct entre la lumière et la formation, en présence

de la chlorophylle, d'une substance qui, par sa grande abondance dans le règne végétal, doit être regardée comme le premier principe de l'assimilation.

Les rayons lumineux donnent au protoplasma coloré en vert une partie des forces nécessaires pour vaincre l'affinité de l'oxygène pour le carbone et l'hydrogène. Dans l'état actuel de la science, il n'est pas possible de connaître le détail des opérations chimiques qui ont lieu pour constituer ces combinaisons ternaires. Cependant il ne faut pas perdre de vue que la cellule à chlorophylle élimine constamment de l'oxygène lorsqu'apparaît en elle la production de l'amidon ou d'un sucre isomère. C'est le lien qui unit ces phénomènes. Quand l'amidon a disparu, c'est en vertu d'un changement isomérique qui se produit pendant l'obscurité ou à l'abri de la lumière; car toutes les fois que le protoplasma vert est en rapport avec les rayons lumineux, la quantité d'amidon augmente très sensiblement au point même que la masse chlorophyllienne se trouve comme noyée dans la formation ternaire.

Remarquez qu'en même temps que se passe cette élimination d'oxygène il se produit des combinaisons chimiques qui demandent l'absorption d'une certaine proportion d'oxygène; car, dans cette élaboration, deux faits distincts existent simultanément : d'une part, élimination d'oxygène et création de matières organisées par des corps inorganiques; d'autre part, réaction des principes élaborés les uns sur les autres et transformation des éléments ternaires en corps plus complexes par des forces vitales semblables à celles de la fermentation.

C'est ici le lieu d'aborder le rôle physiologique du fer dans la composition de la chlorophylle. Cette dernière substance a une composition chimique très complexe; le fer y entre pour une part importante, car il est certain que, si l'on retranche les sels de fer du milieu ambiant de la plante, celle-ci cesse aussitôt de produire de la chlorophylle ; elle s'étiole et est atteinte d'une véritable chlorose.

Les expériences faites à ce sujet par Arthur Gris, Julius Sachs, Plaundler, le prince de Salm-Hortmar ne laissent aucun doute. Il faut la présence du fer dans les cellules chlorophylliennes pour qu'elles remplissent leur rôle créateur de la substance organisée ; et si l'on veut établir un parallèle avec ce qui se passe dans les globules sanguins, on reconnaîtra bien vite que le fer est l'élément important dans la constitution chimique de ces globules. On pourrait en tirer cette induction que, de même que l'albuminate de fer, qui fait la base du cruor sanguin, est la substance condensatrice de l'oxygène, de même la combinaison du fer avec les éléments quaternaires du protoplasma, tout en formant la coloration en vert de la chlorophylle, qui est un dérivé du protoplasma, sert à la condensation de l'acide carbonique dans les cellules végétales. Qui ne comprend qu'on parviendra peut-être un jour à utiliser cette propriété admirable de la chlorophylle d'éliminer l'oxygène pour combattre des affections dans lesquelles languit l'oxygénation du sang ? Quelques expériences ont été tentées dans ce sens ; mais il ne m'est encore permis de tirer aucune conclusion de ces recherches, quoiqu'il soit néanmoins facile de conserver intactes pendant un temps très long des solutions de chlorophylle. Cette étude ne peut manquer de donner un résultat, surtout si l'on songe qu'en plus de cette propriété désoxygénante, certaines chlorophylles contiennent des éléments dont on se servira très avantageusement dans des conditions données. La lumière solaire jouit, comme on vient de le voir, d'une action remarquable sur les cellules à chlorophylle ; elle possède aussi une influence inexpliquée sur la formation d'autres matières organiques végétales. L'acide oxalique en présence d'un corps oxydant est détruit par la lumière à une température de 25 à 30°. Des huiles éthérées absorbent de l'oxygène lorsqu'elles sont exposées à la lumière (Jodin.) L'huile de lavande possède cette propriété au plus haut point.

Une solution alcoolique de tannin absorbe à la lumière beaucoup d'oxygène sans former de l'acide carbonique : il n'y a pas de combinaison chimique. L'oxygène se trouve dans cette liqueur à l'état de condensation, comme on peut le prouver en plaçant cette solution ainsi chargée d'oxygène dans le vide d'une machine pneumatique. L'oxygène se dégage pur sous la cloche de la machine, ce que l'on reconnaît facilement en y mettant des charbons légèrement rougis par le feu. Ceux-ci, au lieu de s'éteindre, activent leur combustion et s'enflamment même dans certains cas.

§ 7. — CONDENSATION DE L'OXYGÈNE PAR LES CORPS POREUX.

Dans l'examen attentif des diverses manières d'être de l'oxygène, il ne serait pas rationnel de passer sous silence la faculté qu'ont certains corps de condenser les gaz. Ce pouvoir, qui est dû à des forces attractives spéciales, est généralement en rapport, pour les différents gaz, avec leur degré de solubilité dans l'eau. Deux corps jouissent au suprême degré de ces propriétés remarquables : le platine et le charbon.

Le charbon qui jouit surtout de la faculté absorbante est le charbon d'os ou noir animal. Son application consiste à décolorer et à désinfecter les liquides, à s'emparer des matières minérales et des matières organiques existant dans un liquide, et à absorber les gaz, même lorsqu'ils sont à l'état de dissolution.

Tous les corps sont poreux : c'est une loi physique aujourd'hui incontestée ; mais quand les pores sont d'une dimension incommensurablement petite, il y a impénétrabilité absolue pour les liquides et les gaz : les corps sont dits imperméables. Du degré le plus faible au point le plus élevé de la porosité, c'est-à-dire à l'état qui vient avant la désagrégation des molécules, sont des degrés intermédiaires très nombreux. Si les pores sont sensibles aux appareils dioptriques, il est remarquable que les lois de la capillarité présentent dans cet état leur maximum d'intensité. Les liquides et les gaz pénètrent les corps avec une puissance que les forces attractives peuvent à peine expliquer. Il se produit une condensation, variable pour les différents corps, et qui est d'autant plus prononcée que les pores sont compris entre certaines limites.

Eteint sous une cloche remplie d'oxygène, le charbon de chêne absorbe, à la pression de 76 centimètres, 9 fois son volume d'oxygène. Si l'on mouille ce charbon, on remarque qu'il absorbe deux fois moins, ce qui prouve qu'il absorbe les gaz en vertu d'une action capillaire. On peut beaucoup augmenter la condensation de l'oxygène en plaçant le gaz sous une pression plus élevée que la pression atmosphérique ; avec deux atmosphères, l'absorption est à peu près double, presque triple avec trois atmosphères, etc. Il ne faut pas perdre de vue ces données intéressantes qui peuvent servir à procurer une énorme quantité de gaz oxygène sous un volume d'autant moindre que la pression qui a présidé à la pénétration du gaz est plus élevée.

Le platine, lorsqu'il est dans un état d'agrégation connu sous le nom de mousse de platine, possède les mêmes propriétés que le charbon de bois. Dans cet état, il ressemble à du noir de fumée et est très poreux. Il peut absorber jusqu'à

250 fois son volume de gaz oxygène sans former aucune combinaison chimique ; car, mis sous le vide de la machine pneumatique, il laisse dégager le gaz qu'il a absorbé.

Ces propriétés peuvent être utilisées pour activer certaines combinaisons oxygénées, quoiqu'en réalité un gramme de platine n'absorbe que 0 litre 0113 d'oxygène, quantité fort minime relativement au poids du métal.

CHAPITRE III.

Description sommaire de la Phthisie pulmonaire.

§ 1er. — Ce qui caractérise avant tout la phthisie pulmonaire, c'est la présence du tubercule. Autrefois, on confondait volontiers sous la même dénomination des maladies bien dissemblables ; mais aujourd'hui, l'étude de l'anatomie pathologique ne permet plus une pareille confusion. Le microscope, s'il n'a pas encore donné tous les renseignements que l'on attendait de lui, a sondé les mystères de la tuberculisation et a permis aux micrographes de poser des jalons dans l'étude de cette redoutable maladie.

L'erreur est bien autrement facile dans le cadre si confus de la symptomatologie. Que de fois on a vu guérir des phthisies ou des maladies réputées telles lorsqu'alors l'examen des symptômes avait fait condamner par l'art les malheureux atteints de ces maladies à diagnostic incertain ! Les observations suivies des recherches micrographiques *post mortem* ont facilité singulièrement l'étude symptomatologique de cette grave affection ; et les savantes dissertations de l'Académie de médecine, basées sur les grands travaux des Lebert, des Villemin, des Colin, etc., ont permis de fixer davantage l'esprit sur la nature du tubercule.

Avant d'entreprendre l'étude anatomique de cette dégénérescence, je parcourrai rapidement la description des symptômes, des causes, du diagnostic différentiel sur lequel
j'insisterai à dessein. Enfin, j'aborderai le traitement, qui
fait surtout l'objet de mon travail.

§ 2. — SYMPTÔMES.

Début. — Il est impossible de préciser comment débute
cette affection. On remarque généralement que les individus
à fibre pâle y sont prédisposés. Aussi, quand la toux survient,
doit-on se mettre promptement en garde contre un symptôme
qui pourra devenir fâcheux. Car sa ténacité et sa persistance
donneraient lieu à un soupçon, surtout si l'on remarque en
même temps une facilité à l'essoufflement dans les mouvements brusques. Le tempérament lymphatique et l'hérédité
dans ces circonstances ne font qu'accroître la prévention. C'est
surtout en ce moment que l'art est d'un très grand secours,
et que des moyens hygiéniques aidés d'un traitement simple
auront une influence curative remarquable. Car l'organisme
est sur la limite qui existe entre l'état congestif précurseur
et la formation dégénérative. Malheureusement cette période
passe inaperçue ; et quand les sujets se soumettent à un traitement, la maladie a déjà atteint son premier degré, et
souvent même parcourt une période plus avancée.

1re Période. — Si la symptomatologie est insuffisante pour
caractériser ce degré, l'anatomie, au contraire, permet de la
distinguer parfaitement. Le tubercule est en voie de formation, à l'état de crudité. Les symptômes offrent plus ou
moins d'intensité, d'après le degré de la lésion. Quand on
examine un sujet atteint de phthisie à la première période,
on constate à l'examen de la poitrine une diminution de la

sonoréité au sommet du poumon affecté. A l'auscultation, il n'y a que très-peu de caractères particuliers : l'expiration est ou diminuée ou un peu prolongée, quelquefois un peu rude dans son expression. Les râles muqueux ou sibilants se rencontrent seulement dans le cas où il existe en même temps une bronchite. Si la formation tuberculeuse a lieu à la surface du poumon, il se produit des adhérences pleurales qui diminuent l'intensité du bruit respiratoire. Remarquons que les symptômes organiques se bornent là ; car l'amaigrissement de la poitrine, et par suite la saillie des clavicules peuvent être la conséquence de lésions d'une autre nature.

Constamment la toux est persistante, tantôt sèche, tantôt humide si la maladie se complique de bronchite. Aussi les crachats sont blancs et spumeux. Il est rare de les voir prendre une coloration jaunâtre ou verdâtre. La dyspnée, que quelques auteurs signalent comme constante, ne présente de l'intensité que dans les complications ou dans ces phthisies galopantes qui sont à vrai dire des pneumonies tuberculeuses. L'essoufflement dans l'action de monter ou dans la course a une très grande valeur, car c'est un symptôme qui se rencontre dans tous les cas.

Les sueurs nocturnes et la diarrhée sont des signes d'une période plus avancée. Lorsqu'ils se produisent, l'émaciation du corps est accélérée et la prostration s'accentue davantage. Si parfois les patients se plaignent de points douloureux, ils les doivent à une inflammation de la plèvre consécutive à la dégénérescence. Enfin l'hémoptysie a une importance capitale dans le premier degré de la phthisie. Que de fois déjà j'ai vu des individus, en apparence bien portants, être pris subitement d'une hémorrhagie pulmonaire extrêmement abondante, qui ne pouvait être enrayée que par un traitement des plus énergiques ! A la suite de ces accidents survenait un état de pâleur qui précédait la scène des autres symptômes que je viens de signaler. Evidemment l'hémorrhagie est produite par la déchirure d'un vaisseau due à la prolifération des éléments cellulaires. Souvent ces hémoptysies se reproduisent à divers intervalles sans que l'art ne parvienne à les prévenir ou à les empêcher.

Il faut surtout éveiller l'attention sur un phénomène qui s'est présenté à mon observation avec une remarquable constance. Le pouls, dans les cas de phthisie commençante, est toujours petit, fréquent, fuyant sous le doigt, tandis que les sujets atteints de congestion pulmonaire ou de bronchite ont généralement un pouls de fréquence normale.

Je cite simplement pour mémoire les appareils pneumométriques qui ont plutôt une valeur scientifique qu'une utilité pratique.

2° Degré.—*Le tubercule se ramollit de dedans en dehors; la congestion pulmonaire est très-intense; les bronches se remplissent d'une matière jaunâtre assez épaisse; la prolifération morbide est extraordinairement accélérée; nécrobiose du tubercule.*

L'aggravation de la maladie se fait tantôt avec une lenteur qui laisse les malades dans une quiétude momentanée, tantôt avec une rapidité qui fait présager une mort prochaine. Le tubercule entraîne dans les bronches avoisinantes une inflammation parenchymateuse qui précède l'évolution de la seconde période de la phthisie. La toux, qui était sèche, devient humide, quinteuse. Les crachats prennent un aspect jaunâtre, même verdâtre. Ils sont entremêlés d'une expectoration spumeuse. On n'a pas encore les crachats purulents qui sont caractéristiques de la troisième période.

Les crachements de sang peuvent aussi s'observer, mais

plus rarement que dans la première période de la maladie. On comprend parfaitement que le ramollissement tuberculeux n'amène point la déchirure du tissu pulmonaire comme la formation dégénérative, qui peut exister néanmoins dans cette période et combiner ses effets.

Les signes fournis par l'auscultation et la percussion ont une très grande importance. La matité augmente au sommet du poumon malade et s'étend de proche en proche dans les lobes inférieurs. L'auscultation fait découvrir des craquements secs ou humides à fines bulles, des râles sous-crépitants plus ou moins abondants. Jamais on ne doit rencontrer de gargouillement ou de râles cavernuleux que certains auteurs ont signalé, parce qu'ils ont confondu les périodes entre elles. Le râle cavernuleux, que Hirtz a si bien décrit, est tout simplement un râle crépitant superficiel. L'auscultation de la voix permet d'entendre de la bronchophonie, c'est-à-dire de la résonnance dans les parties en voie de ramollissement.

La fièvre s'allume ; le pouls acquiert quelquefois une fréquence excessive. Les malades, très sensibles au froid, ressentent des frissons, généralement dans l'après-midi ; tantôt à une pâleur prononcée succède une coloration vive de la face, tantôt le corps conserve une chaleur mordicante, ce qui prouve que dans le premier cas la fièvre est intermittente et que dans le second elle est continue. Les exacerbations de la fièvre sont remarquables en ce sens qu'elles présentent une frappante régularité dans leur retour. J'ai déjà rappelé qu'il fallait redouter l'apparition de ce phénomène, qui donne à la maladie une impulsion nouvelle et active l'évolution des transformations tuberculeuses.

Chez quelques sujets, des sueurs apparaissent pendant la

nuit : c'est généralement pendant le sommeil qu'elles les surprennent. Aussi quelques-uns sont-ils obligés de vaincre le sommeil pour éviter ces pénibles sueurs qui sont la conséquence de l'activité de la circulation sanguine.

Une diarrhée quelquefois abondante et tenace vient fatiguer aussi les malades; si elle est due à la présence des tubercules dans les intestins, il est impossible de l'enrayer par les astringents habituels; mais lorsqu'elle n'est que l'effet d'une irritation intestinale, on peut rapidement en avoir raison.

La lésion pulmonaire produit un retentissement fâcheux sur d'autres fonctions : les troubles de la digestion viennent en premier lieu. Qui n'a eu occasion d'observer des vomissements ou des nausées dans cette période? Le système nerveux est même légèrement atteint. Ainsi, on constate des névralgies intercostales qui présentent parfois beaucoup de gravité. Quant aux troubles des organes des sens et de l'appareil circulatoire, je les passerai sous silence.

3° Degré. — *Formation de cavernes remplies d'un détritus puriforme. Parois de ces excavations épaissies. Bronches contenant du pus jaunâtre. Destruction complète du tissu pulmonaire.* — Le tableau de la maladie devient plus sombre et plus alarmant. Si l'état local s'est aggravé d'une manière frappante, l'état général en a ressenti de funestes atteintes.

La toux, creuse, profonde, fait peine à entendre. Les crachats sont purulents; comme ils prennent une forme arrondie, on leur donne le nom de crachats nummulaires; l'examen microscopique permet d'y découvrir des fibres élastiques.

Les symptômes généraux de la deuxième période se présentent tous, mais avec aggravation. Le dépérissement est extraordinaire ; les sailliés osseuses sont tellement prononcées qu'elles paraissent devoir traverser la peau. La fièvre a pris de l'accroissement ; c'est une accélération du sang qui est de temps à autre soumise à des exacerbations. Les sueurs sont continues ; elles ont lieu aussi bien le jour que la nuit. La diarrhée elle-même arrive pour compléter la scène et activer la terminaison fatale.

Il y a répugnance pour toutes les boissons et tous les aliments. Cependant, chose remarquable, les malades conservent toujours l'espoir de guérir, et cette illusion leur donne le courage de supporter patiemment leurs souffrances, comme si le destin avait compris le besoin d'apporter un soulagement moral aux malheureux qui ne peuvent prétendre à aucun soulagement physique.

L'auscultation et la percussion fournissent des signes caractéristiques. Ainsi, ce bruit de pot fêlé à la percussion est l'indice de la présence d'une caverne. Quand la caverne est vide, il y a sonoréité ; si elle est au contraire remplie de pus, la matité est complète. Entre ces deux phénomènes sont de nombreuses nuances dont l'anatomie pathologique donne la clé. La respiration est caverneuse ou amphorique avec mélange d'un gargouillement facile à reconnaître et d'un tintement métallique pendant l'inspiration. La voix donne de la pectoriloquie.

Enfin, des complications surviennent quelquefois et accélèrent un état aussi grave. Tantôt c'est une péritonite tuberculeuse, tantôt une perforation du poumon dans la plèvre, un pneumothorax, tantôt une méningite tuberculeuse, etc. Ces accidents constituent des états morbides particuliers sur lesquels je n'ai pas besoin d'insister.

§ 3. — Durée.

Cette maladie, à marche essentiellement chronique, peut mettre plusieurs années à parcourir son évolution Le pouls m'a souvent servi de régulateur pour poser ces indications de la durée de la phthisie. Quand la circulation sanguine a conservé sa fréquence normale, on peut affirmer que la maladie aura une lenteur suffisante pour permettre l'application d'un traitement curatif énergique. Mais il faut surtout se défier de ces phthisies galopantes qui, caractérisées par une inflammation pulmonaire et une fièvre continue, conduisent rapidement les malheureux qui en sont atteints à une terminaison fatale. L'âge n'a qu'une faible importance sur la durée ; quant au sexe, il est reconnu que la femme présente moins de résistance à la maladie que l'homme.

La terminaison, d'après Bayle, a lieu constamment par la mort. Ce pronostic effrayant est heureusement modifié par des autopsies qui ont permis de constater la cicatrisation d'anciennes cavernes tuberculeuses. Ce mode de terminaison est, il est vrai, très rare. Mais il serait réellement bien triste pour la science médicale de prétendre que la phthisie suit son cours fatalement sans qu'aucune puissance ne vienne entraver sa marche.

Bayle a eu raison de soutenir qu'une phthisie au 3e degré se terminait fatalement par la mort ; mais en est-il de même de cette maladie au 1er et au 2e degré ? Non, cent fois non. J'ai observé dans ma carrière médicale beaucoup de cas de phthisies parfaitément avérés, et je puis assurer qu'un grand nombre se sont terminés par la guérison Qu'on ne me fasse point le reproche d'avoir méconnu le vrai diagnostic ! Il me serait facile de prouver la véracité de mon assertion, car ces observations seront probablement publiées plus tard.

J'ai vu des guérisons par un traitement simple; et depuis que j'emploie la méthode oxygénante, les nombreuses améliorations que je constate ont frappé mon esprit et m'ont donné l'assurance que la phthisie était curable, au moins dans le premier degré de la maladie. Evidemment, on ne peut avoir la même prétention quand la désorganisation du poumon est complète, et quand des cavités purulentes se sont creusées dans l'intérieur de cet organe.

Que la société se rassure ! Le jour est proche où l'on parviendra à purger l'humanité de ce fléau.

Récemment des discussions ont eu lieu sur l'origine contagieuse de cette affection. Certains théoriciens ont même soutenu que, pour lui assigner sa place dans le cadre nosologique, il se fallait avant tout préoccuper de la contagion et placer la phthisie au nombre des maladies contagieuses. Dans l'étude des causes, je me promets d'aborder cette interprétation.

La guérison peut avoir lieu aux diverses périodes de la maladie; mais l'époque la plus favorable à ce résultat est celle qui se rapproche le plus de son début. M. Hirtz, qui a étudié avec soin cette affection, est tout à fait de cet avis. Le tubercule est repris par la circulation et ne laisse dans l'organe pulmonaire aucune trace de son passage; ou bien il subit la régression graisseuse. Lorsque la période de ramollissement est arrivée, ces deux modes de guérison deviennent impossibles; le tubercule est alors un corps étranger qui doit être éliminé par les voies bronchiques ou subir la dégénérescence crétacée. Quelquefois cependant, il est enkysté dans une substance pierreuse qui imprègne les parois environnantes.

Enfin, le dernier mode de guérison s'obtient au 3e degré. C'est la cicatrisation des cavernes par un tissu inodulaire qui se pétrifie; ce qui a fait croire à certains observateurs

que des masses calcaires venaient se déposer dans les cavités
tuberculeuses et les obstruer, tandis qu'au contraire la
cicatrisation se fait comme dans les abcès ordinaires par le
rapprochement des parois et une production de bourgeons
charnus cicatriciels.

§ 4. — ÉTIOLOGIE.

L'étude des causes a acquis en pathologie une très grande
importance. Depuis Hippocrate, ce précepte en vigueur :
Sublatâ causâ, tollitur effectus, a parcouru les générations
médicales et a conquis plus que jamais aujourd'hui un rang
légitime dans la science de la médecine. La phthisie elle-même
n'a pas échappé aux recherches étiologiques ; sans parler de
ces causes banales avec lesquelles on prétend tout expliquer
et avec lesquelles on n'explique absolument rien, l'hérédité
a joué un grand rôle dans la production de cette maladie ;
mais bientôt elle a été supplantée par la contagion, que des
observateurs trop exclusifs ont voulu faire regarder comme
la cause nécessaire, fatale de la phthisie pulmonaire. Cette
conclusion devait produire une grande révolution dans le
classement de cette maladie, car désormais la tuberculose
allait prendre rang parmi les affections spécifiques, virulentes.
Nous verrons sous peu ce que cette spéculation a de fondé.

Parmi les causes prédisposantes, il y en a quelques-unes
qui méritent une attention spéciale.

La constitution joue un certain rôle basé sur le défaut
d'harmonie dans les divers agencements des organes. On dit
qu'un individu est d'une bonne constitution quand l'ensemble
de son organisme ne présente à l'œil exercé aucun vice de
conformation, aucune anomalie dans l'agencement des parties
extérieures de l'individu. Les hygiénistes ne donnent pas

tout à fait cette définition de la constitution. Ils traduisent ce caractère individuel par plusieurs conditions indispensables : 1° solidité et perfection de la structure anatomique; 2° régularité du jeu physiologique des diverses fonctions; 3° degré de force physique; 4° résistance aux causes de maladie; 5° énergie de vitalité.

Quand ces diverses conditions ne se présentent pas d'une façon régulière ou qu'il y a un défaut d'harmonie dans leur coordination, et quand surtout la poitrine n'a pas une conformation normale et revêt une forme cylindrique, il faut prévoir et redouter l'approche de la phthisie. On cite aussi le tempérament lymphatique comme une cause prédisposante. La source de ce caractère individuel doit être recherchée dans la constitution du sang, dans l'action nerveuse, dans le rapport qui existe entre le sang et le système nerveux, dans la prédominance du système lymphatique; de là les tempéraments lymphatiques, sanguins, nerveux, et des états mixtes, tels que lymphatico-sanguins.

Aucun de ces tempéraments n'est incompatible avec la santé parfaite. A chacun d'eux s'appliquent des règles hygiéniques variables dans l'espèce; par exemple, pour les individus sanguins, il faut employer un régime qui empêche le sang de s'accumuler en trop grande abondance dans les vaisseaux, etc.

Dans l'état actuel de la science, est-il possible de dire quel est le tempérament le plus exposé à contracter la phthisie pulmonaire ? La question ainsi posée ne peut être résolue qu'avec une certaine réserve. Si l'on consulte les observations, on verra que c'est le tempérament lymphatique qui est le plus souvent signalé dans le tableau des ravages de cette maladie. Le tempérament nerveux ne viendrait qu'en seconde ligne. Le premier se reconnaît à la pâleur de la peau, à sa finesse, à la mollesse des chairs, à l'apathie des mouvements. Le second ne se distingue du tempérament lymphatique que par la vivacité des impressions et du regard.

Que se passe-t-il dans la phthisie confirmée ? Généralement l'individu, par suite de la souffrance, est pâle ; la puissance des mouvements est diminuée ; le malade revêt alors toutes les apparences du tempérament lymphatique qui, loin d'être la cause, peut être la conséquence de la maladie.

Les scrofules ont été réputés de tous temps comme les précurseurs de la phthisie. A la vérité, on voit souvent cette dernière affection succéder à l'état scrofuleux, ce qui prouve qu'il y a entre elles une très grande affinité. On est allé même jusqu'à prétendre à la liaison intime de ces deux états diathésiques par la nature des lésions anatomiques qui, dans les glandes, ont paru identiques à la formation tuberculeuse ; mais cette manière de voir est loin d'être fondée.

Ici est le lieu de parler des diathèses qui ont été invoquées bien souvent pour expliquer une prédisposition de l'organisme à revêtir une forme maladive plutôt qu'une autre ; j'avoue franchement n'avoir jamais reconnu la moindre corrélation entre les diverses diathèses. Si quelques auteurs ont voulu admettre un rapport dans les effets qui se sont produits, ils ont été trompés par une simple coïncidence Il en est ainsi de ceux qui prétendent que deux diathèses s'excluent mutuellement.

Je renvoie aux traités médicaux pour l'étude étiologique de l'âge, du sexe, des excès de toute nature, etc., afin d'aborder le sujet le plus grave de l'étiologie ; je veux parler de l'hérédité et de la contagion.

L'hérédité, si souvent invoquée, est une bonne fille qui se livre au calcul de tout statisticien. Un individu vient-il à succomber de la phthisie pulmonaire ? Immédiatement on recherche si la maladie existait dans la famille. Rien n'arrête la statistique : le père, la mère n'en ont pas été atteints, ni l'aïeul non plus. A quoi bon s'arrêter en chemin? Vite on saute deux ou trois générations, s'il le faut, et l'on trouve enfin le fameux fil conducteur. Vous en conviendrez : est-ce là du raisonnement? est-ce là du bon sens? Pour ma part, il me répugne d'admettre une cause aussi banale. Et, chose remarquable! la plupart des phthisiques que j'ai soignés — ils sont nombreux — ne présentaient dans leur passé aucune trace d'hérédité. Si quelquefois cette cause a dû être rencontrée, n'est-elle pas la conséquence de l'excessive fréquence de cette maladie, qui ne peut choisir ses sujets, et qui les puise aussi bien dans les familles déjà éprouvées que dans celles qui auparavant auraient été indemnes. Que jusqu'à un certain point on admette la prédisposition que donne un père ou une mère atteint de scrofules, d'une constitution mauvaise et vicieuse, rien n'est plus rationnel ; mais donner comme cause prédisposante de cette maladie une phthisie pulmonaire qui a sévi sur un aïeul, j'avoue que ce raisonnement dépasse ma conception et mon jugement. Les partisans de l'hérédité, pour asseoir leur opinion sur des preuves sérieuses, ont avancé que quelquefois la phthisie moissonnait des familles entières. Sans vouloir chercher à déraciner des convictions plus ou moins bien assises, j'affirmerai que dans les campagnes il est très fréquent d'observer un cas de phthisie qui paraît de loin en loin, isolé le plus souvent, et dont il est impossible de reconnaître une cause autre que celle du refroidissement. Aussi, depuis ce temps, j'ai formé mon jugement sur ces observations attentives, et j'ai été conduit à admettre la spontanéité de la phthisie pulmonaire dans un grand nombre de circonstances.

Dans ces derniers temps, une lutte qui a pris de grandes

proportions jusque dans le sein de l'Académie, a mis sur le tapis cette étude de la contagion, qui intéresse l'humanité en un si haut point.

M. Villemin avait entrepris des expériences sur l'inoculation des granulations grises et des produits cascéux. Il introduisit dans une incision faite à la peau d'un lapin ces dernières substances, et il observa bien vite que le lapin tombait dans l'amaigrissement et le marasme et finissait par succomber. L'autopsie lui révéla la présence des tubercules dans les poumons et au sein des organes digestifs.

Ces expériences, répétées très souvent et faites avec les plus grandes précautions afin d'éviter toute erreur, lui on permis de conclure que la phthisie est inoculable de l'homme au lapin dans tous les cas, et par induction qu'elle est inoculable de l'homme à l'homme, et par conséquent contagieuse. Cette révélation a produit une révolution dans le corps médical. Un certain nombre d'observateurs se sont mis à l'œuvre : les uns n'ont fait que confirmer ces observations méthodiques ; les autres ont infirmé au contraire les expériences de M. Villemin, parce que leurs épreuves ont été sans succès.

Le professeur Lebert, de Breslau, inocula des matières autres que du tubercule et provoqua la phthisie. D'autres expérimentateurs injectent dans les veines soit du pus, soit du charbon, soit de la graisse ou des substances diverses ; les animaux soumis à ces expériences tombent dans le marasme et meurent phthisiques : c'est ce qui ressort des expériences de MM. Béhier, Chauffard et Pidoux.

M. Béhier pense que M. Villemin n'a pas démontré d'une façon bien nette l'inoculabilité de la matière tuberculeuse. Comme les expériences ont été faites presque toutes sur des lapins, le sujet a été mal choisi, parce que le lapin est l'animal tuberculisable par excellence, surtout dans les conditions d'une séquestration étroite.

M. Pidoux combat aussi la virulence et l'inoculabilité de la phthisie, parce que, d'après lui, les virus et les contages sont des principes très-actifs et très-animés; or, rien n'est moins vivant et ne concentre moins d'action morbifique que le tubercule.

Quand on examine les altérations de ce tissu hétérogène, on s'aperçoit qu'il perd dans son état vital, qu'il baisse dans l'échelle de l'animalité, principe qui est tout à fait en contradiction avec la formation des virus.

M. Chauffard est moins explicite. Il ne rejette pas la transmissibilité de la maladie, mais il lui refuse les propriétés virulentes. D'après ce savant professeur, l'inoculation transmet la lésion tuberculeuse par une sorte de fécondation de la substance inoculée qui produit, par la prolifération cellulaire, des éléments semblables se multipliant de proche en proche, jusqu'à ce qu'une fécondation secondaire se transmette aux éléments du tissu connectif, si abondant dans les viscères de la vie nutritive, au point que Virchow a soutenu que ce tissu était l'origine de toutes les tumeurs néoplasiques. A l'appui de sa théorie de la fécondation, M. Chauffard soutient que toute maladie qui aboutit à un produit spécial est apte à se transmettre par l'approche, le contact et l'inoculation de ce produit organique, apparent ou non, solide, humoral ou miasmatique.

On voit par cet exposé sommaire que la théorie de la virulence de la phthisie, fortement défendue par M. Villemin, et appuyée de l'autorité de MM. Hérard et Colin, avait subi de graves atteintes; que, si l'on n'enlevait pas à la maladie son caractère contagieux, on lui déniait toute action virulente, et qu'alors la phthisie, dont on avait voulu bouleverser les enseignements acquis, devait toujours conserver la place qu'elle occupait dans le cadre pathologique.

Cependant M. Villemin, dans un travail consciencieusement fait, cherche à prouver quand même que la tuberculose est virulente et spécifique. D'abord il nie que toute substance autre que la matière tuberculeuse produise le tubercule ; c'est ce que ses expériences lui ont démontré.

Ensuite il ne peut admettre que le tubercule inoculé joue le rôle d'une greffe animale ou d'un corps fécondant. C'est un corps dont le peu de vitalité est reconnu, qui est absorbé après avoir irrité le tissu conjonctif qui devient alors le siége d'une hyperplasie. Il y a donc quatre phases après l'inoculation : 1° matière étrangère ; 2° exsudat des vaisseaux dilacérés ; 3° prolifération du tissu conjonctif, et 4° enfin, absorption par la voie des lymphatiques.

On lui a objecté que la tuberculose ne pouvait être ni virulente, ni spécifique, parce que le tubercule est une hétérogénie ; qu'il dérive d'une maladie primitivement et essentiellement organique et diathésique ; qu'il possède des propriétés facilement nécrobiotiques ; qu'il est un produit incapable au plus haut degré de la force d'incubation, de la vitalité latente et réfractaire en vertu de laquelle les virus et les contages conservent et communiquent leurs propriétés sans connaître ni l'espace, ni le temps ; et enfin que rien n'est moins vivant et ne concentre moins d'action morbide que le tubercule. Pour toute réponse, il ne tient nullement compte de ces observations ; le succès de l'inoculation lui suffit. Aussi, il soutient que la tuberculose subit aujourd'hui le sort de la morve, et qu'elle doit prendre rang près de cette dernière. Autrefois, quand on ne croyait pas encore à la contagiosité de la morve, on objectait les mêmes arguments qu'aujourd'hui pour la tuberculose.

Avant de résumer les idées qui ont cours au sujet de la contagion, je dois dire en quelques mots que la phthisie inoculée a une marche très rapide et une durée très courte, et cela dans tous les cas sans exception. Contrairement à la maladie spontanée, les animaux soumis à l'expérience perdent en peu de jours l'appétit, tombent dans le marasme et succombent en moins d'un ou deux mois. Ne pourrait-on pas voir de l'analogie entre ces tuberculoses inoculées et ces phthisies galopantes qui de temps à autre apparaissent sur la scène, et dont les accidents fébriles et la marche pourraient laisser croire à une origine semblable ?

En résumé, la phthisie peut être inoculée :

1° — Par les produits tuberculeux ;

2° — Par des substances diverses : pus, graisse, charbon, etc , introduites dans l'intérieur des tissus ou injectées dans les vaisseaux veineux.

La contagion n'a lieu chez l'homme que dans des circonstances exceptionnelles, d'après les nombreuses observations qui ont été recueillies.

L'inoculation de la tuberculose donne la clé de l'infection dans tout l'organisme.

Du moment que la contagion se propage de l'homme aux animaux et réciproquement, il faut se mettre en garde contre les viandes de boucherie qui pourraient être infectées de tubercules et occasionner la contamination par l'absorption d'un aliment contagieux Enfin, il faut engager à faire prendre quelques précautions aux individus qui ont des rapports journaliers avec les tuberculeux, surtout dans les derniers moments de leur affection.

Causes occasionnelles. — Le refroidissement est une cause

qui mérite une mention spéciale. Quand un sujet prédisposé à la phthisie s'expose à des variations brusques de température, il contracte très rapidement un rhume qu'il n'est plus facile de déraciner. Tous les malades qu'on interroge signalent cette cause comme le début de leur affection.

Il est parfaitement rationnel d'admettre que des congestions pulmonaires successives favorisent le travail dégénératif et préparent le terrain où devra germer à l'aise la poussée tuberculeuse. On a démontré expérimentalement que l'inoculation d'une matière organique entraînait la dégénérescence tuberculeuse ; les dépôts plastiques qu'amènent ces congestions sanguines ne peuvent-ils produire une auto-inoculation qui provoquerait la formation de la tuberculose ? M. Andral a donné à l'inflammation du tissu pulmonaire une importance capitale ; dans presque tous les cas de phthisie, il a admis que la congestion précédait la poussée tuberculeuse. Il soutient même qu'il a observé des cas où l'hémoptysie avait provoqué la dégénérescence, car dans certains foyers apoplectiques il n'avait remarqué la présence d'aucun tubercule. Cependant il n'a pas défendu ce système d'une façon exclusive, et en cela il diffère de Louis, qui déclare que la bronchite et la congestion pulmonaire suivent toujours l'évolution des tubercules. Ainsi, toutes les causes qui sont reconnues comme devant favoriser le développement de la maladie agissent en déterminant des congestions sanguines : les variations de température, l'irritation de la muqueuse respiratoire, les excès de tous genres, les plaisirs vénériens, les fatigues morales, intellectuelles, la mauvaise alimentation, le séjour dans un lieu bas et humide, les passions tristes, la conformation vicieuse de la poitrine, l'anémie, les palpitations du cœur, le rétrécissement de l'artère pulmonaire avec l'hypertrophie du cœur droit (Constantin Paul), etc., sont des causes qui prédisposent à cet état congestif précurseur de la phthisie.

§ 5. — DIAGNOSTIC DIFFÉRENTIEL.

Le diagnostic de la phthisie pulmonaire, quelquefois très facile, rencontre souvent des difficultés presque insurmontables. Le diagnostic différentiel est donc un chapitre qui mérite l'attention la plus soutenue, surtout si l'on songe aux dangers qui seraient le résultat d'une semblable erreur. Quelques auteurs s'occupent simplement d'exposer le groupement des caractères organiques et des symptômes fonctionnels d'après leurs degrés d'importance. A la vérité, ils facilitent la tâche du diagnostic en faisant reposer sur quelques symptômes primordiaux l'échafaudage de la maladie. Je n'ai pas cru devoir suivre cette voie, qui paraît être le renouvellement de l'étude symptomatique. Je préfère de beaucoup le diagnostic par déduction, fondé sur le parallèle entre la tuberculose et les autres états pathologiques qui pourraient faire l'objet d'une confusion.

La phthisie peut être confondue avec la bronchite simple, le catarrhe pulmonaire, la congestion pulmonaire chronique, la pneumonie chronique, l'hémoptysie essentielle, l'emphysème vésiculaire, la dilatation des bronches, la chloro-anémie.

Caractères différentiels de la phthisie et de la bronchite simple.

Ce n'est que dans le début de la tuberculose que ces deux affections ont lieu d'être confondues ; car, à ce moment, les symptômes qui caractérisent la maladie sont si peu prononcés que le doute peut subsister pendant quelque temps. Cepen dant, par l'examen des signes stéthoscopiques, il est facile d'éviter l'erreur.

BRONCHITE	PHTHISIE AU 1er DEGRÉ.
Douleur sous le sternum.	Douleurs vagues soit dans le dos entre les deux omoplates, soit dans la région du sommet.
Résonnance parfaite à la percussion.	Toujours matité plus ou moins prononcée sous les clavicules ou dans la fosse sus-épineuse.
Râles sibilants ou râles muqueux se produisant indifféremment dans les divers lobes des poumons.	Absence de râles, ou, dans le 2e degré, craquements humides ou râles sous-crépitants au sommet.
Respiration normale.	Toujours diminution dans le bruit respiratoire, expiration souvent prolongée.
Toux d'abord sèche, ensuite humide après peu de jours.	Toux constamment sèche, quinteuse, pénible.
Jamais de crachements de sang.	Fréquemment des hémoptysies.
Guérison de la maladie, souvent très rapide.	Persistance de la maladie.

Caractères différentiels de la bronchite chronique et de la phthisie pulmonaire.

La bronchite chronique ou catarrhe pulmonaire ne se montre que chez les personnes déjà avancées en âge, tandis que le contraire a lieu pour la phthisie. Dans la première, l'expectoration très abondante de crachats muqueux, jaunâtres et quelquefois purulents, la toux grasse, facile, la conservation de la santé permettront d'éviter toute confusion.

Ce n'est que pendant les deux dernières périodes de la phthisie que l'erreur pourrait avoir lieu.

BRONCHITE CHRONIQUE	PHTHISIE PULMONAIRE, 2e et 3e degr.
Age toujours très avancé.	Plus souvent de 15 à 35 ans
Hommes plus assujettis.	Les deux sexes indistinctement.
Pas d'amaigrissement ni de perte de forces.	Amaigrissement, dépérissement.

Respiration habituellement libre.	Dyspnée.
Sonorcité normale.	Matité au sommet des poumons; quelquefois bruit de pot fêlé.
Râles muqueux à grosses bulles indistinctement dans tout le pou-mon.	Craquements humides, tintement métallique au sommet.
Pas de résonnance de la voix.	Bronchophonie, pectoriloquie.
Pas de sueurs nocturnes.	Fréquemment sueurs nocturnes.

Caractères différentiels de la congestion pulmonaire chronique ou atélectasie, et de la phthisie pulmonaire.

M. Bouchut a éveillé l'attention sur une affection de poitrine qu'il regarde comme se produisant fréquemment, surtout dans l'enfance et l'adolescence. Cette affection, d'après lui, est caractérisée par une hypérémie permanente sans la moindre trace d'altération de tissu. Cet état occasionne de la toux sèche sans fièvre ou avec un peu de fièvre, un peu de pâleur et de l'amaigrissement. La percussion donne une diminution plus ou moins considérable de la résonnance thoracique soit au sommet, soit à la base des poumons. Il y a affaiblissement du murmure respiratoire qui est plus rude et s'accompagne d'expiration prolongée. L'auscultation de la voix fait découvrir un peu de résonnance bronchophonique. **M.** Bouchut, qui décrit cette affection, à laquelle il donne le nom de congestion pulmonaire ou d'atélectasie chronique des poumons, a été conduit à l'admettre par voie d'induction, parce qu'il pense que c'est un état transitoire dans lequel le tubercule ne s'est pas formé, et parce qu'il ne veut point croire à la guérison de la phthisie par la résorption du tubercule ou sa régression graisseuse.

Comme l'atélectasie pulmonaire guérit presque constam-ment, il prétend qu'on a affaire à un état bien tranché qui diffère essentiellement de la phthisie par l'absence de tuber-cules, quoique ces deux affections se présentent à l'observation avec le même cortége de symptômes. Sans vouloir rien préjuger d'une théorie qui a été si savamment élucidée par M. Bouchut, je pense qu'il faut être moins explicite, et que, sans nier l'essentialité de la congestion pulmonaire dans un petit nombre de cas, on doit accepter ces faits avec une très grande réserve, surtout lorsque jusqu'à ce jour on regardait la congestion comme un état symptomatique de maladies aiguës ou d'altérations diverses. Cependant, il ne me répugnerait pas d'admettre que l'anémie ou l'affaiblissement de l'organisme amène quelquefois une congestion chronique sans altération du tissu pulmonaire, congestion qui nuit à l'hématose générale et entraîne un état maladif plus ou moins prononcé.

D'après les détails dans lesquels je viens d'entrer, on comprend que ces deux affections, si dissemblables dans leurs résultats, ne peuvent encore aujourd'hui être distinguées l'une de l'autre.

Caractères différentiels de la pneumonie chronique et de la phthisie.

La pneumonie chronique, d'une rareté telle que plusieurs auteurs sont encore à se demander si elle existe réellement, succède constamment à une pneumonie aiguë. Les symptômes de cette affection ont tant de ressemblance avec ceux de la pneumonie tuberculeuse qu'il est bien difficile de préciser le diagnostic, surtout quand la pneumonie chronique occupe le sommet du poumon. Aussi, lorsqu'on rencontre cette dernière maladie, faut-il être sur une très grande réserve.

PNEUMONIE CHRONIQUE	PHTHISIE PULMONAIRE, 2e et 3e degr.
Existe indifféremment dans un point quelconque du poumon.	Est le plus souvent au sommet de l'organe pulmonaire.
Symptômes antérieurs d'une pneumonie aiguë.	Exceptionnellement de l'inflammation aiguë du tissu pulmonaire.

Crachats rouillés, et non pas de l'hémoptysie parmi les symptômes prémonitoires.	Hémoptysie antérieurement.
Amaigrissement sans sueurs nocturnes ni diarrhée.	Marasme compliqué de sueurs nocturnes et de diarrhée.
A l'auscultation : absence de tout bruit respiratoire, seulement souffle bronchique profond.	Les bruits respiratoires s'entendent avec une modification, soit dans leur forme, soit dans leur intensité.

Caractères différentiels de l'hémoptysie essentielle et de l'hémoptysiel tuberculeuse.

Quand se produit une hémorrhagie pulmonaire, il faut avoir à redouter l'invasion de la tuberculose et porter son attention sur l'état de la poitrine. Comme l'hémoptysie est un signe d'une grande valeur dans le diagnostic de cette affection il s'agit de reconnaître s'il est symptomatique ou essentiel A la vérité, quelques phthisiographes ont remarqué que ce phénomène se présentait tout à coup chez des individus jouissant d'une parfaite santé, et que certains noyaux apoplectiques étaient indemnes de tubercules. M. Andral s'est basé sur quelques observations pour soutenir cette théorie. Pour ma part, je ne crois pas que l'apoplexie pulmonaire puisse en quoi que ce soit être un agent provocateur de la production tuberculeuse. Il est plus rationnel d'admettre que la destruction du tissu par la dégénérescence produit une lésion vasculaire qui occasionne cette hémorrhagie, comme le prouvent surabondamment les nombreuses observations qui ont été publiées par des cliniciens amoureux de la vérité.

L'hémorrhagie essentielle est donc une maladie très rare; sa cause la plus fréquente est la suppression d'un flux sanguin ou une maladie du cœur. J'ai eu occasion de l'observer chez une femme arrivée à l'âge de retour. La suppression menstruelle avait amené une congestion pulmonaire qui faisait soupçonner un commencement de tuberculose, lorsque tout à coup se déclara une hémoptysie tellement abondante que l'on dût craindre un instant pour ses jours. Quand l'hémorrhagie fut enrayée, on se vit contraint de combattre par des moyens toniques et réconfortants l'anémie qui était extraordinaire. Peu après, cette femme était complétement rétablie, et depuis ce moment elle n'a jamais rien ressenti de particulier.

La distinction est difficile à établir dans les premiers moments, car dans l'un ou l'autre cas, les signes stéthoscopiques sont les mêmes; mais peu à peu l'engorgement pulmonaire diminue, et la respiration reprend son cours normal, si le tubercule n'a pas élu son domicile dans le poumon.

HÉMOPTYSIE ESSENTIELLE.	HÉMOPTYSIE TUBERCULEUSE
Succède à l'état de santé ou à un état symptomatique d'une maladie du cœur.	Succède aux troubles de la phthisie au 1er degré.
Supplémentaire d'un flux sanguin, soit saignée, soit menstruation, soit hémorrhoïdes, etc.	Non. Souffrance pulmonaire antérieure.
Troubles consécutifs à l'hémorrhagie disparaissant rapidement.	La maladie tend toujours à s'accroître.

Produite par une anévrysme, l'hémorrhagie se termine rapidement par la mort.

Caractères différentiels de l'emphysème vésiculaire et de la phthisie pulmonaire.

L'emphysème pulmonaire est une maladie très fréquente qui sévit beaucoup dans nos campagnes et qu'on appelle vulgairement asthme. Il est très facile d'éviter toute confusion avec la phthisie, qui présente des caractères tout différents. Quoique les deux affections se touchent par quelques points de ressemblance, tels que la diminution du bruit respiratoire, une dyspnée qui, dans l'emphysème, est très prononcée, une toux constante et des crachats verts opaques, le diagnostic n'offre pas la moindre difficulté

EMPHYSÈME PULMONAIRE	PHTHISIE PULMONAIRE (2e degré)
Santé assez bonne, malgré la gêne de la respiration qui est parfois énorme.	Dépérissement en rapport avec la dyspnée.
Pouls toujours normal, à moins de complications.	Pouls petit, fréquent.
Pas d'accès fébriles ni de sueurs nocturnes.	Accès fébriles, sueurs nocturnes.
Percussion : Augmentation de la sonoréité du thorax.	Percussion : Diminution au sommet du poumon.
Auscultation : Râle sous-crépitant de Laennec à la base des deux poumons.	Auscultation : Base du poumon souvent saine.

Caractères différentiels de la dilatation des bronches et de la phthisie pulmonaire.

Si la dilatation des bronches existe de façon à former des cavités ou cavernes dans le tissu pulmonaire, et surtout si elle a lieu chez un sujet d'une constitution débile, le diagnostic peut présenter des difficultés assez grandes ; car il faut bien comprendre que toujours la dilatation des bronches est accompagnée d'un catarrhe pulmonaire qui ajoute à la ressemblance, surtout si la cavité existe au sommet du poumon.

DILATATION DES BRONCHES	PHTHISIE PULMONAIRE (3e degré).
Etat de santé assez bon, malgré l'ancienneté de la maladie ; peu d'amaigrissement.	Prostration, marasme.
Age avancé (après 50 ans).	Age adulte.
Ni hémoptysie, ni fièvre, ni sueurs nocturnes.	Hémoptysie, fièvre de consomption, sueurs nocturnes.

Signes stéthoscopique dans un point quelconque de la cavité pulmonaire.

Signes stéthoscopiques au sommet.

Percussion : Son normal de la poitrine.

Matité ou bruit de pot fêlé au niveau des cavernes.

Caractères différentiels de la chloro-anémie et de la phthisie au début.

Ce diagnostic différentiel paraîtra probablement banal à certains observateurs persuadés que deux affections qu'ils croient à caractères si dissemblables ne peuvent être confondues. Si je n'avais pas reconnu plus de vingt fois que cette confusion était possible, peut-être serais-je de leur avis. La chloro-anémie est une maladie à la mode chez les jeunes filles, et pour peu qu'il s'y mêle une toux légère, immédiatement il faut redouter l'invasion de la phthisie et s'assurer de l'état du poumon. Mais que de fois l'évolution des premiers tubercules passe inaperçue, sans que l'examen le plus attentif puisse en révéler la présence ! Cependant, chose remarquable ! quand la phthisie envahit le poumon d'une jeune fille, presque constamment cette jeune fille présentait antérieurement les symptômes de la chloro-anémie. On voit donc qu'il importe beaucoup de se graver dans l'esprit les signes distinctifs de ces deux affections.

CHLORO-ANÉMIE	PHTHISIE PULMONAIRE AVEC ABSENCE DE SIGNES STÉTHOSCOPIQUES.
Pâleur de la peau habituelle.	Pâleur se montrant depuis peu.
Bruit de souffle au cœur ou dans les carotides.	Non.
Difficulté dans la menstruation, mais non suppression.	Souvent suppression.
Eruption de vésicules rouges sur la langue et les muqueuses.	Non.
Rarement de la toux.	Toux légère ou intense, sèche.
Point d'hémoptysie.	Hémoptysie.

§ 6. — ANATOMIE PATHOLOGIQUE

Les études micrographiques du tubercule ont été dans ces derniers temps l'objet de discussions très vives; et peut-être, au lieu de la lumière qu'elles auraient dû répandre, il n'est resté de ces luttes mémorables que le chaos. C'est au point qu'aujourd'hui on est encore à se demander quels sont les caractères pathognomoniques du tubercule. Evidemment il n'en a pas, quoique Lebert de Breslau ait prétendu y avoir reconnu un élément constant. Pour cet auteur distingué, toutes les fois que dans une granulation grise, demi-transparente, ou dans une substance jaune-grisâtre on trouve des globules dont le diamètre est 0,005 à 0,0075, on ne peut douter de la présence du tubercule. Mais Richards a prétendu que ces corpuscules n'étaient autre chose que du pus, c'est-à-dire des produits de l'inflammation, et qu'alors ce que Lebert regardait comme pathognomonique du tubercule n'était rien moins que du tubercule. Aujourd'hui, comme on le verra plus tard, c'est l'opinion qui tend à prédominer.

Nous avons à étudier d'abord la nature et le siége du tubercule, puis les lésions qu'il détermine autour de lui, c'est-à-dire les divers degrés de la phthisie.

Le tubercule ne se forme pas seulement dans le poumon On le retrouve dans tous les organes, dans tous les tissus et même jusque dans les os. Son siége habituel est au sommet du poumon. Quand la maladie se généralise, on peut l'observer dans les lobes inférieurs de ce dernier organe, et dans les glandes lymphatiques en même temps par suite d'une auto-infection. Autrefois on admettait que le tubercule se produisait indifféremment soit sur la muqueuse pulmonaire, soit dans les vésicules, soit dans le tissu cellulaire.

Broussais lui donnait pour siége exclusif le système lymphatique.

Certains micrographes, soutenant la doctrine du blastème,
pensent qu'il se fait un dépôt plastique dans un tissu quelconque, et qu'alors la génération cellulaire s'établit et vient
activer la scène de la néoplasie formative. Quand on examine
attentivement le tissu conjonctif, on aperçoit de loin en loin
des cellules se réunissant entre elles par un réseau ; ce sont
les globules embryonnaires du physiologiste Küss. Ces cellules sont le point de départ de toute prolifération cellulaire.
Ainsi, pour le tubercule comme pour toute néoplasie, la
cellule embryonnaire est le point germinatif; et la propagation infectieuse se fait par les anastomoses cellulaires et non
point par le sang, ni par les lymphatiques, qui ne peuvent
absorber les cellules et les transporter au loin.

Jusqu'à ce jour, on avait admis deux formes de tubercules : la granulation grise et le tubercule caséeux jaune.
La première se rencontre à l'état d'infiltration dans le tissu
pulmonaire; pour certains micrographes, c'est la seule forme
du tubercule. Ils ont refusé à la seconde le caractère néoplasique et la considèrent comme un produit de l'inflammation,
de la pneumonie caséeuse qui, d'après Bühl et Niemeyer,
serait la lésion initiale. M. Hérard lui-même soutient cette
thèse qui s'accorde parfaitement avec l'observation. La
phthisie, dit-il, commence par une inflammation se localisant
dans de petits noyaux qui subissent la transformation graisseuse. C'est une forme spéciale de pneumonie. Ces idées
ont été combattues par MM. Barth et Guéneau de Mussy;
ces deux derniers observateurs prétendent que les déductions
tirées de l'examen du microscope n'ont pas un caractère de
fixité et de constance suffisant pour faire autorité, car le
microscope ne peut juger que de la forme et de l'apparence

extérieure, sans donner aucune notion des qualités intimes.

Ce fait est tellement vrai que la granulation grise, demi-transparente, qui semblait être à l'abri de toute suspicion, s'est vue aussi refuser les caractères du vrai tubercule; et M. Empis, lorsqu'il la rencontre, fait de cette affection une maladie à part à laquelle il donne le nom de granulie.

Dans les sciences, il faut surtout se défier de l'exclusivisme. Ce qui fait la force dans la science médicale, c'est le besoin constant qu'on a de rallier toutes les opinions sensées, et d'en composer un tout, l'ecclectisme, vraie doctrine. de sagesse et de raison, où tous les observateurs trouvent place dans ce sanctuaire qui reflète la résultante de toutes les forces individuelles. Que la science soit despote ou souveraine! mais que jamais elle ne s'identifie avec le despotisme d'un seul! car alors ce ne serait plus de la science, ce serait de la tyrannie.

Les Allemands en sont venus à un état de despotisme scientifique tel que M. de Niemeyer soutenait que, quand la granulation grise n'existait pas, il n'y avait pas de tubercule, et tel même qu'il était arrivé à conclure qu'on peut mourir phthisique sans être tuberculeux.

A part ces idées exclusives, le système de Laennec domine encore dans la science. Il y a deux sortes de tubercules : l'infiltration et la masse caséuse.

La première est caractérisée par des granulations demi-transparentes, infiltrées et disséminées dans les tissus. Ces granulations sont des nodules possédant la structure cellulaire et provenant, comme toutes les néoplasies, du tissu conjonctif. On voit réunies de petites cellules, à plusieurs noyaux petits, homogènes et d'aspect luisant. Cette forme est ordinairement le point de départ de la seconde, la transformation caséuse. Quand les éléments cellulaires pullulent, ceux du centre se ratatinent, se dessèchent et subissent la transformation graisseuse Dans cet état, le tubercule n'augmente plus de volume par une nouvelle prolifération cellulaire. L'accroissement a lieu par la multiplication des grains tuberculeux qui finissent, lorsqu'ils sont nombreux et serrés les uns contre les autres, par se gêner dans leur développement mutuel et par se détruire en laissant à leur place une matière jaunâtre caséeuse. Ce qui caractérise avant tout cette production, c'est sa richesse en noyaux. La zone extérieure montre les cellules du tissu conjonctif formateur à peine modifiés, la zone moyenne des cellules nombreuses pressées et déjà ratatinées. Quant à la zone centrale, les cellules ont subi la transformation caséeuse qui est l'équivalent de la dégénérescence graisseuse.

C'est par l'ensemble de ses caractères, son mode d'évolution et les changements qu'il éprouve que le tubercule peut être seulement reconnu, car à son début, il est impossible de distinguer ses cellules génératrices des éléments du pus et des cellules de la lymphe. Pour bien se rendre compte de l'évolution du tubercule, il faut le suivre dans la série d'états par lesquels il passe ; car la division qu'a admise Laennec est basée sur un *modus faciendi* spécial, puisque dans l'infiltration les grains tuberculeux sont disséminés, et dans les masses caséeuses, au contraire, ils sont fortement serrés les uns contre les autres jusqu'à détruire les vaisseaux adjacents. La granulie elle-même est un état particulier dans lequel les grains très petits ont une composition cellulaire uniforme ; les éléments riches en noyaux luisants sont homogènes et ressemblent à s'y méprendre aux leucocytes sanguins.

Le tubercule naît toujours de la cellule embryonnaire, jamais d'un blastème. Depuis l'état cellulaire homogène ou la granulie, il parcourt des phases successives jusqu'à la transformation caséeuse. A cette période, son évolution est complète. Le travail qui s'opère ensuite n'est plus qu'un travail de résorption ou de nécrobiose. Nous savons que, pour qu'un tissu néoplasique soit repris par la circulation sanguine, il est nécessaire qu'il subisse la dégénérescence graisseuse. Aussi, lorsque le tubercule est arrivé à ce degré de transformation, il serait dans les conditions les plus favorables pour être résorbé si la condensation des foyers tuberculeux n'avait détruit ou obstrué les vaisseaux sanguins intermédiaires. Remarquons ici que ce travail de résorption n'est pas impossible ; malheureusement il est beaucoup plus rare que le ramollissement des grains tuberculeux, que l'on croit occasionné par l'inflammation des tissus environnants, et qui n'est en réalité que la terminaison naturelle de la période caséeuse. De même que le tissu cornéen, dépourvu de vaisseaux sanguins, se ramollit du centre à la périphérie, de même le ramollissement du grain tuberculeux s'opère d'abord dans la zone centrale. Il se forme un détritus de cellules baignées dans une sérosité jaunâtre. Si le foyer ramolli atteint un grand nombre de grains à la fois, il peut se former une cavité plus ou moins étendue qui contient une matière visqueuse, épaisse, d'un jaune verdâtre. Certains auteurs ont donné à ce foyer purulent le nom de vomique. Telle est l'origine des cavernes. Ce détritus tuberculeux ne tarde pas à être expulsé par les bronches qui ont participé de leur côté à la destruction du tissu pulmonaire.

Evidemment les phénomènes que je viens de décrire n'ont jamais lieu sans que le tissu environnant ne se ressente très vivement de ce travail destructif. Il en résulte une inflammation des parois de la caverne, et même de l'organe pulmonaire, qui active la nécrobiose des cellules tuberculeuses et des débris de la masse parenchymateuse englobée. L'expectoration rejette ces détritus liquéfiés qui, examinés au microscope, se distinguent des crachats inflammatoires par la présence de fibres élastiques minces, arquées, caractéristiques de la dégénérescence tuberculeuse.

Nous avons vu que les grains tuberculeux s'étaient tassés les uns contre les autres, et que dans leur intervalle le parenchyme pulmonaire s'était ulcéré et détruit. Il en résulte donc que, lorsqu'a lieu la fonte purulente de plusieurs tubercules agglomérés, il se produit une ou plusieurs cavités anfractueuses, remplies de bribes ou de débris de parenchyme, mais dans tous les cas exemptes de vaisseaux. Le liquide purulent peut s'épancher dans les bronches béantes, ou lorsque ces ouvertures sont obstruées, l'ulcération de tissu se porte vers la plèvre, où se fait alors l'épanchement.

Les parois de la caverne sont molles et tapissées de fausses membranes; mais le tissu pulmonaire est en grande partie remplacé par des tubercules en voie d'évolution et non encore ramollis. L'accroissement de la caverne a lieu par une fonte purulente de ces foyers adjacents. Quelquefois les parois se durcissent par la formation d'une membrane épaisse séparant le parenchyme pulmonaire de la cavité. Dans ce cas, si le tissu environnant ne contient plus de tubercules, les parois de la caverne se rapprochent ; il y a formation de bourgeons charnus, et par conséquent une cicatrisation s'opère par un tissu dense, comme dans les abcès ordinaires. Si au contraire la tuberculisation se propage, l'ulcération gagne de proche en proche, et la caverne s'accroît de plus en plus en sécrétant une matière sanieuse, sale et fétide ; la mort est alors le couronnement d'une scène pareille.

Dans ces derniers temps, on a beaucoup parlé d'un mode de guérison des cavernes par la pénétration de substances calcaires ou crétacées dans les parois de ces cavités. Certaines autopsies ont montré que ces guérisons peuvent avoir lieu.

Je n'ai pas compris ainsi le travail cicatriciel par ces dépôts calcifiés. Car, en supposant que les parois des cavernes se laissassent pénétrer par ces concrétions, il serait impossible d'admettre le rapprochement des parois, surtout dans une caverne étendue. Eh bien ! quand on examine ces dépôts qui, à vrai dire, ne sont pas rares, on remarque facilement qu'ils sont réunis sous forme de globes ou sous forme de bandes, et que jamais, dans leur intérieur, ne se présente la moindre cavité, ce qui devrait être dans le cas de grandes cavernes. Il est bien plus rationnel d'admettre qu'à la dégénérescence graisseuse a succédé, comme dans certaines autres néoplasies, une transformation calcaire, crayeuse et quelquefois même osseuse ou cartilagineuse, ou bien que le dépôt crétacé a pénétré le tissu cicatriciel après sa formation.

L'évolution du tubercule se fait sentir sur les organes environnants, sur les vaisseaux en les obstruant ou en les ulcérant ; sur les bronches en les enflammant et les altérant jusqu'à l'ulcération ; sur le tissu pulmonaire qui offre les divers degrés de la pneumonie, qui devient œdématié ou emphysémateux ; sur les autres parties de l'appareil respiratoire : plèvre, trachée, larynx, et enfin sur tous les autres organes.

CHAPITRE IV

Traitement de la Phthisie pulmonaire

On a déjà tant écrit sur le traitement de la phthisie qu'il faudrait des volumes pour traduire les idées qui ont été émises à ce sujet. Souvent l'empyrisme a fait tous les frais dans la cure de cette maladie ; des médicaments jetés au hasard ont été expérimentés, et chacun d'eux a eu sa vogue quoique le succès ne fût jamais venu l'appuyer. La matière

médicale tout entière a passé par la main des expérimentateurs ; aussi, chercher à faire l'historique de ce traitement,
ce serait rappeler à la mémoire ce qui s'est dit sur l'emploi
de tous les médicaments. Il ne pouvait en être autrement à
propos d'une maladie aussi commune et aussi redoutable,
contre laquelle on s'est trouvé en butte à des difficultés sans
nombre. Les traitements les plus rationnels ont toujours
échoué ; les précautions les plus sérieuses n'ont abouti à
rien. La phthisie, envers et contre tout, suivait fatalement
sa marche ascendante et conduisait à la mort. Si, de loin en
loin, on a pu voir ses progrès s'enrayer, si l'on a parfois
constaté un arrêt dans les symptômes de la maladie et une
amélioration qu'on a dû prendre pour une réelle guérison,
ce sont des cas exceptionnels. Il n'en est pas moins vrai que
la phthisie est une maladie incurable, ou guérissant sans
l'appoint des traitements employés. Personne ne me contre-
dira si j'affirme que c'est là l'état de la science dans ces
dernières années. Comme un grand nombre de mes prédé-
cesseurs, j'ai tâché de résoudre ce compliqué problème de
la phthisie pulmonaire.

Sans chercher à lutter contre la néoplasie par des médicaments soi-disant spécifiques, j'ai pensé qu'il fallait empêcher
le sol d'être favorable à la pullulation de la matière tuberculeuse, en donnant au sang les éléments oxygénés que le
poumon ne suffit plus à lui procurer. Par ce résultat on active
les combustions intérieures, on augmente la calorification,
on vient en aide aux échanges moléculaires qui se font dans
l'intimité des tissus, on tonifie tous les organes et leur donne
les conditions les meilleures pour remplir les fonctions qui
leur sont dévolues, on diminue les congestions, et enfin on
met le poumon dans la situation normale. Cette voie féconde,
je l'ai suivie quelques années, et j'ai été remarquablement
heureux dans les résultats que j'ai obtenus. Sur neuf cas

que j'ai traités par cette méthode, j'ai obtenu cinq guérisons; et si le résultat n'a pas été plus favorable, cela tient aux moyens défectueux que j'employais; car il n'est point aisé de rencontrer dans la matière médicale une substance oxygénante réunissant toutes les conditions désirables. On comprendra fort bien qu'il n'est pas de mon devoir de donner la formule que j'ai adoptée, puisqu'avant tout j'ai réservé un principe sans attacher la moindre importance aux formules qui seraient prescrites pour remplir le but demandé. On me pardonnera donc la discrétion que je veux garder à ce sujet, attendu que le principe culminant de la méthode est la pénétration de l'oxygène par une voie autre que le poumon à l'aide de substances, quelles qu'elles soient, produisant constamment un effet utile ou indifférent.

Après avoir étudié de nombreuses substances oxygénantes, je me suis arrêté à une préparation qui, sous le nom de poudre oxygénante, abandonne volontiers son oxygène lorsqu'elle a pénétré dans l'intimité des tissus, et qui peut laisser un grand volume de ce gaz sous un poids très-restreint.

Quoique je fasse de cette méthode la base du traitement de la phthisie, je ne néglige pas néanmoins les médications révulsives, substituantes, toniques, etc., qui, sans s'attaquer à l'essence de la maladie, agissent sur les tissus pulmonaires, et les symptômes concomitants pour opérer une amélioration. Il est constant que cet amendement arrive très-vite par cette combinaison de moyens curatifs; et, chose remarquable! les sujets profondément amaigris voient bientôt renaître leur appétit; un embonpoint frappant succède à l'emploi de cette médication. Chez l'un d'eux la lésion pulmonaire était très-avancée; il y avait au sommet des deux poumons un ramollissement avec formation de cavernules; l'amélioration a été pourtant très-rapide.

Les malades ressentent un bien-être inaccoutumé; aux sueurs qui les tourmentent sans relâche, à cette oppression, à ces troubles du cœur dont ils se plaignaient auparavant, ont succédé le calme et un état de santé presque florissant.

Ainsi cette poudre oxygénante est la base du traitement de la phthisie. Elle est parfaitement supportée par tous les malades qui peuvent en continuer l'emploi pendant plusieurs mois sans le moindre inconvénient. C'est tout au plus si les doses très-élevées provoquent un peu de diarrhée. La médication varie nécessairement d'après le degré et l'intensité de la lésion, d'après la constitution, l'état physique et surtout l'âge du sujet. Mais on peut commencer par une très-faible dose. Un ou deux paquets de cette poudre suffisent dans les maladies de peu d'intensité. Progressivement on en prendra trois, quatre et cinq par jour avec la précaution de n'en faire usage qu'à des intervalles assez éloignés des repas et à divers moments de la journée. Chaque dose est dissoute dans une tasse chaude d'infusion de fleurs pectorales, et est absorbée en une, deux ou plusieurs fois. Quand l'affection est arrivée à une période très-avancée, ou quand les malades sont dans un état d'émaciation très-grande, on peut prescrire jusqu'à dix doses par jour. Dans ce cas il est nécessaire de supprimer ou au moins de diminuer l'emploi du médicament quand survient de la diarrhée. Mais si l'on a la précaution de commencer par une faible dose et d'augmenter progressivement, le corps tolère facilement le remède, et il est aisé de revenir facilement à ces doses considérables.

RÈGLES GÉNÉRALES POUR L'EMPLOI DES POUDRES OXYGÉNANTES.

Chez les adultes, on commence par une ou deux par jour pendant les premiers jours, et on augmente peu à peu d'après l'intensité de la lésion que l'on a à combattre.

Chez les enfants, on fait dissoudre la poudre dans une tasse de tisane, et on donne le quart de cette tasse dans une journée, puis on augmente, toute proportion gardée, comme pour les adultes.

Il ne suffirait point de donner aux malades cette poudre oxygénante sans l'associer à une médication énergique contre les troubles pulmonaires. Aussi l'on comprendra que j'entre dans des détails au sujet des médicaments qu'il est nécessaire d'employer simultanément.

Afin de mettre de l'ordre dans ces idées, j'ai pris le parti d'étudier séparément le traitement des divers degrés de la maladie.

1° — *Phthisie au début et au 1ᵉʳ degré.*

C'est la période pendant laquelle on peut surtout espérer la guérison. J'ai la conviction qu'en soumettant les sujets à une hygiène et à une médication appropriées, la production du tubercule doit se circonscrire en rendant le terrain peu favorable à son évolution. La médication se concentre sur les symptômes d'après leurs degrés d'importance, et sur les lésions organiques qui tendent à envahir le tissu pulmonaire et les autres organes.

Comme, dans le premier degré de la phthisie, les vésicules pulmonaires se laissent pénétrer par l'air atmosphérique, le trouble de l'hématose est de peu d'intensité. Il en résulte alors qu'une dose minime de poudre oxygénante peut suffire ; seulement il est nécessaire d'en continuer l'emploi pendant un temps assez long, un ou plusieurs mois, s'il le faut.

Les émissions sanguines seront employées dans des circonstances tout exceptionnelles ; et lorsque l'indication s'en fera sentir, on aura recours de préférence aux. ventouses scarifiées.

Les révulsifs, en revanche, sont indiqués dans tous les cas avec la précaution toutefois de produire une révulsion prompte, momentanée, énergique, mais non point continue ni durable. On peut se servir des vésicatoires volants, des emplâtres stibiés, de l'huile de creton, et surtout au début de l'affection, de la teinture d'iode qui, employée en frictions pendant plusieurs jours consécutifs, joint à une action vésicante son effet curatif propre.

Un certain nombre de médecins ont préconisé les émétocathartiques et les purgatifs; je pense que c'est à tort qu'il faut en faire la base du traitement, quoique dans des constitutions spéciales ce traitement puisse avoir sa raison d'être.

C'est la toux qui inquiète toujours le malade, et c'est la toux qui est la pierre angulaire du traitement. Tenace, profonde, quinteuse, tantôt sèche, tantôt humide, résistant aux précautions hygiéniques les mieux entendues, aux traitements les plus rationnels et les mieux combinés, la toux demande de la part du médecin une très-grande sagacité. Si elle diminue, vous pouvez être assurés de l'arrêt de l'évolution tuberculeuse; si, au contraire, elle est persistante, craignez la propagation de la néoplasie ou une recrudescence des accidents locaux. Pour combattre la toux, il n'est rien de préférable aux révulsifs dont j'ai déjà parlé, et aux calmants et narcotiques. Les sirops pectoraux, sirop de Flon, sirop de Lamouroux, sirop de Vauquelin, etc., ont une utilité incontestable.

Les opiacés ont été particulièrement recommandés. Ce sont des médicaments très-énergiques qui rendent d'immenses services à la thérapeutique, et dont il ne faut pas dédaigner l'emploi. D'autres narcotiques ont eu aussi des admirateurs.

Que dire de la belladone qui a été même employée sous la forme de cigarettes, du lactucarium d'Aubergier, des extraits de ciguë, de jusquiame et d'aconit? Quant à cette dernière substance, je recommande particulièrement à l'attention l'alcoolature d'aconit qui, à la dose de 1 ou 2 grammes dans une potion, m'a paru jouir d'une réputation méritée.

Quand les battements du cœur sont tumultueux ou joignent la fréquence à la faiblesse, je me suis très-bien trouvé de la digitale dont l'usage fut vanté par des auteurs anglais et allemands (Magensie, Houlès, Bayle, Meyer) comme d'une très-grande efficacité dans la phthisie pulmonaire.

Je n'insisterai pas sur les fumigations curatives faites dans les organes pulmonaires, soit les fumigations chlorurées de Gannal, soit les inspirations de vapeur d'iode du docteur Macorsie, soit la vapeur de goudron du professeur Piorry et du docteur Pétrequin, soit les fumigations ou les absorptions d'autres balsamiques, et enfin les inhalations de nitrate d'argent que le docteur Henri Freund, d'Oppeln, a recommandées et qui consistaient à dissoudre 2 grammes 1/2 de nitrate d'argent dans 100 grammes d'eau distillée et à évaporer.

2° — *Phthisie à la 2ᵉ période.*

La phthisie a suivi son cours ascendant; les tubercules ont atteint leur dernière période d'évolution; ils doivent alors subir les métamorphoses graisseuses ou la transformation caséeuse.

Comme le trouble respiratoire est très-accentué, l'hématose ne s'effectue que d'une façon très-imparfaite. Aussi il faut augmenter progressivement la dose des poudres oxygénantes depuis 2 jusqu'à 5 et 6 par jour. La quantité d'oxygène à *l'état naissant* fournie par un paquet est d'environ un tiers de litre.

Les médicaments employés dans le premier degré trouvent encore ici leur application. Seulement il faut diminuer la fonte purulente des tubercules et aider à la régression graisseuse, ou à la crétification des éléments morbides.

Le tannin produit un effet extraordinaire sur les produits inflammatoires de la tuberculose ; il diminue les râles muqueux, et lorsqu'il est associé à l'opium, il a la propriété d'amender la situation et d'amener une amélioration très-rapide. M. Voillez, qui a, l'un des premiers, employé le tannin, ne doute pas de ses bons effets dans la phthisie, et il le donne à la dose de 0,80 centigrammes par jour.

La formule que je préconise est la suivante :

Tannin, 2 grammes ;

Extrait gommeux d'opium, 50 centigrammes, diviser en pilules n° XXX ;

Prendre 2, 3, ou 4 par jour, rarement au-delà.

Van den Corput a institué un traitement que je vais analyser en quelques mots. Faisant de l'huile de foie de morue la substance par excellence dans la thérapeutique de la phthisie pulmonaire, il l'a associée à la chaux hydratée de façon à former une masse molle à laquelle il donne le nom de savon jécoro-calcaire, et dont la formule est : Huile de foie de morue, 100 grammes.

Saponifier S. A., en consistance pilulaire par chaux hydratée Q. S.

Aromatiser avec : Huile essentielle d'amandes amères ou d'anis, 1 gramme, mêler et diviser en bols de 20 à 25 centigrammes.

Involver dans sucre, 3 parties { ou enrober dans teinture
Poudre de racine d'iris, 1 partie { éthérée de Tolu.

Prendre 6 à 8 par jour, 2 immédiatement après le repas.

Le but qu'il tend à atteindre consiste à concentrer la chaux dans les masses tuberculeuses. Il pense qu'en associant la chaux à l'huile, il prépare cette substance minérale à l'évolution organique, qu'il la dynamise, en un mot, et la rend plus apte à l'absorption.

D'autres auteurs ont vivement insisté sur les effets curatifs de la chaux dans la phthisie. Le docteur Rousse, de Bagnères-de-Bigorre, rapporte que dans son pays des ouvriers travaillant à la chaux, chez lesquels on avait observé des cas de phthisie ont pu continuer longtemps leur travail et voir amender leur situation. Les exemples qu'il cite sont des cas assez graves dont quelques-uns mêmes ont pu guérir.

M. Rousse croit que la chaux agit en atrophiant et en desséchant les parties vivantes qui entourent le tubercule. Il signale à l'attention les eaux ferro-calcaires de son pays, dont l'utilité est restreinte, puisqu'il a pour habitude de donner, en outre, à ses malades 20 ou 30 centigrammes de chlorure de calcium.

Dans une brochure, le docteur Jules Boyer vante les bons effets de cette médication calcaire, en préconisant une poudre salino-calcaire.

Le gaz oxygène a été employé en inspirations plus ou moins répétées, sans qu'aucun fait important prouve en faveur de son efficacité ; j'ai donné l'explication de cet insuccès dans un chapitre antérieur. Aujourd'hui cependant les inhalations d'oxygène sont à la mode. On a construit pour se les procurer des appareils très-ingénieux qui permettent d'adapter une embouchure aux lèvres du patient, d'inspirer largement par la bouche, et d'expirer par le nez. Je citerai, comme l'un des appareils les plus perfectionnés, l'appareil de Demarquay.

Les eaux sulfureuses jouissent d'une très-grande vogue pour la cure des maladies chroniques de poitrine. Chaque année les nombreuses stations thermales sulfureuses regorgent de malades atteints de phthisie à ses divers degrés.

D'après M. Leudet, qui a étudié attentivement la thérapeutique des Eaux-Bonnes, les effets physiologiques se traduisent par des modifications fonctionnelles imprimées à la toux, à l'expectoration, à la dyspnée, et surtout aux signes fournis par l'auscultation et la percussion. Il y aurait comme une espèce de poussée aiguë, greffée sur une lésion chronique. Cette poussée, cette crise bénéficierait de la situation. C'est là une théorie qui entraîne avec elle de nombreux périls; car la médication sulfureuse, si elle ne produisait pas d'effet favorable, pourrait amener des accidents bien redoutables en activant la terminaison fatale. Quoi qu'il en soit, on doit recommander les eaux sulfureuses, à la condition d'en user avec une très-grande circonspection.

En proposant aux malades les eaux minérales, on s'est demandé s'il n'y aurait pas moyen de les faire pénétrer dans les voies aériennes. La question aussitôt posée fut presque aussitôt résolue.

Le docteur Sales-Girons fut le premier qui inventa la méthode de la pulvérisation des liquides. Il se basa sur ce principe que la vapeur d'une eau minérale pénétrant dans les organes respiratoires ne contient aucun des éléments des substances actives, tandis qu'en fragmentant le liquide à une température froide ou tiède, on fournirait une poudre humide contenant les éléments en défaut dans les vapeurs.

On obtient la pulvérisation d'un liquide en faisant arriver un jet capillaire avec une pression de 3 ou 4 atmosphères sur une plaque métallique. Le liquide est réduit en poussière impalpable qui peut pénétrer dans les voies respiratoires sans occasionner la moindre incommodité. Les pulvérisateurs sont construits sur ce principe et n'ont pour nous qu'un intérêt secondaire. Toutes les solutions, quelles qu'elles soient, peuvent être pulvérisées. Je suis persuadé que l'étude de cette méthode donnera dans l'avenir de remarquables résultats.

3° — *Phthisie à la 3ᵉ période.*

La maladie parcourt ses phases avec une intensité désespérante.

L'art, dans cette période, est à peu près impuissant. La substance pulmonaire est en partie détruite ; la guérison, si la nature devait l'opérer, ne pourrait avoir lieu que par une pénétration calcaire dans les parois épaissies des cavernes, et par une cicatrisation crétacée.

C'est ici le lieu de donner les poudres oxygénantes à doses très-élevées, car la perturbation hématosique est arrivée à son suprême degré. Il faut oxygéner le sang, non pas seulement par les voies stomacales, mais aussi par le rectum, en mettant 2, 3 ou 4 paquets pour chaque lavement.

Comme les sujets sont profondément émaciés, il convient de recourir aux toniques de toute nature. L'élixir alimentaire de Ducro, qui se compose de viande crue et d'alcool, la potion de Todd trouvent leur application dans cette période de la maladie.

Toutes les préparations ferrugineuses ont été tour à tour employées. Il faut donner la préférence à celles qui sont le plus digestives et le plus assimilables. Les dragées de Gélis et Conté au lactate de fer se recommandent sous ce rapport. Il y a une eau gazeuse ferrée qui plaît davantage aux malades ; elle consiste en une solution de 1, 2, ou 3 grammes de protoiodure de fer dans une bouteille d'eau gazeuze avec addition de sirop de gomme. Enfin l'huile de foie de morue est certainement l'un des médicaments les plus employés aujourd'hui. Suivant les uns, elle agirait en stimulant les voies digestives et en tonifiant l'organisme. Pour les autres, c'est un modificateur local qui, d'après Villiams, fait disparaitre les râles sous-crépitants, les râles muqueux et ramène la sonoréité au sommet du poumon. Comme cette substance est très-désagréable à administrer, on a cherché à la combiner avec des matières qui masqueraient sa saveur. On a fait des opiats, on l'a mélangée avec des essences aromatiques, ou bien on l'a enrobée dans des capsules de gélatine; malgré toutes ces précautions, l'huile de foie de morue reste encore un médicament qui présente des difficultés dans son administration. Il faut néanmoins observer que les sujets s'y soumettent assez volontiers, et que les enfants eux-mêmes tirent de cette médication un profit considérable.

Traitement hygiénique.

Ce que nous avons à dire de l'hygiène se réduit à peu de chose :

Lorsqu'un individu a certaines raisons pour redouter l'invasion de la tuberculose, il doit prendre quelques précautions indispensables. Il est tenu de se vêtir constamment d'une flanelle de santé, et doit habiter un logement sain, salubre, très-aéré et en même temps chaud. Si sa position de fortune le lui permet, il fera parfaitement de passer quelques saisons dans les climats chauds ou tempérés. Il est surtout nécessaire d'éviter les climats où les variations de température sont brusques et tranchées. Dans de pareils climats, les poitrines débiles ont à subir de rudes atteintes.

On a beaucoup parlé des voyages maritimes. Ceux qui ont consacré l'utilité de la navigation n'ont apporté à l'appui aucune preuve sérieuse, tandis qu'au contraire il est par-

faitement avéré que les marins sont plus sujets à la phthisie
que les soldats de l'armée de terre.

Certaines professions exposent surtout aux atteintes de la
phthisie. Qui ne connaît la phthisie des tailleurs de pierre,
occasionnée par des parcelles de calcaire pénétrant dans les
voies respiratoires et irritant le poumon continuellement ?
La vie sédentaire dispose à la dégénérescence graisseuse
des organes, et par suite à la tuberculisation.

En règle générale, pour combattre la prédisposition à la
phthisie, ou la maladie dans sa première période, il est
indispensable de se mettre en garde contre toute cause de
refroidissement, de choisir une habitation convenable, une
profession qui donne au corps un exercice suffisant pour
la régularisation des fonctions, de suivre un régime sévère,
d'éviter tout excès, et enfin de prendre à des heures régu-
lières une nourriture abondante, variée, et surtout facilement
digestible.

Voici les ordonnances que je prescris dans les divers
degrés de la phthisie pulmonaire :

PREMIÈRE ORDONNANCE.

*Traitement d'un malade présentant des symptômes
de phthisie au début.*

Toux sèche ou légèrement humide, crachements de sang
plus ou moins abondants, amaigrissement, perte d'appétit,
respiration embarrassée, dépérissement. L'état des forces
permet encore au malade de se lever et même de prendre
un peu d'exercice.

1. — Chaque jour 1 ou 2 poudres oxygénantes à jeun.

2. — Infusions de fleurs pectorales avec sirop de gomme. Sirops pectoraux.

3. — Vésicatoires volants répétés et appliqués au sommet du poumon malade.

4. — Pilules d'opium (cinq centigrammes d'extrait thébaïque) ou sirop de morphine le soir.

5. — Flanelle de santé dans tous les cas.

6. — Nourriture légère et facilement digestive.

7. — Quelquefois un looch kermétisé est employé avec avantage.

DEUXIÈME ORDONNANCE

*Traitement d'un malade présentant les syptômes
de la phthisie au second degré.*

Toux très-intense revenant par quintes, crachats jaunâtres épais, respiration accélérée, pouls petit habituellement très-fréquent, points douloureux dans la poitrine, malaise très-accentué, sueurs nocturnes quelquefois abondantes, diarrhée ou constipation, râles muqueux ou sous-crépitants

1. — Poudre oxygénante de 2 à 5 et 6 paquets par jour.

2. — Pilules tannico-opiacées à la dose de 2, une le matin, une le soir.

3. — Infusions de fleurs de mauve. Sirops pectoraux.

4. — Révulsion sur la poitrine par des vésicatoires ou de la teinture d'iode en frictions sous les clavicules.

5. — Régime sévère.

TROISIÈME ORDONNANCE.

*Traitement d'un malade présentant les symptômes
de la phthisie au troisième degré.*

Toux profonde, caverneuse, crachats purulents, marasme
complet, anéantissement des forces, fièvre hectique, état
extrêmement grave.

1. — Poudre oxygénante à dose très élevée. Lavements
avec 3 ou 4 paquets.

2. — Ferrugineux, huile de foie de morue, viande crue.
Toniques

3. — Boissons adoucissantes et expectorantes.

4. — Nourriture très-réconfortante.

CHAPITRE V.

De la méthode oxygénante dans les maladies qui présentent un vice d'oxygénation du sang.

§ 1. — La méthode oxygénante puise ses arguments à
la source féconde du bon sens. Son apparition sera probable
ment hérissée de nombreuses difficultés, parce que trop souvent dans notre siècle, quoi que l'on dise, le préjugé prime
la raison, et les plus grossiers errements trouvent du crédit
près de ceux qui se font un culte de l'empyrisme le plus
insensé. Il en est ainsi de tout progrès. Les années se
succèdent avant que l'homme se recueille pour admettre des
principes qu'il est tout surpris d'avoir si longtemps méconn-
nus. Quand on songe que l'oxygénation du sang est une des
lois fondamentales de l'organisation, il faut être réellement

étonné de ce que l'art n'ait encore rien fait en ce sens pour combattre les maladies à vice d'oxygénation du sang, et n'ait point cherché à suppléer à l'insuffisance des fonctions respiratoires.

On parle souvent des toniques, c'est-à-dire des substances qui donnent aux tissus le ton, l'état de contraction, d'élasticité et la souplesse nécessaire pour exécuter régulièrement leurs fonctions. On parle souvent des réconfortants, des substances médicamenteuses qui rendent aux organes les matériaux nutritifs, albumine, fibrine et autres composés organiques, sans lesquels ils ne peuvent fonctionner normalement. Mais existe-t-il une substance plus tonique, plus réconfortante que cet air salubre des montagnes, cet air oxygéné au sein des grandes forêts ? Trouvera-t-on un corps plus tonique que l'oxygène qui pénètre en abondance dans la masse sanguine pour opérer les combustions intérieures et les transformations interstitielles si nécessaires à la bonne harmonie des fonctions vitales ?

L'oxygène est le pabulum vitae, l'aliment indispensable qui pénètre dans l'intimité des tissus et préside à toutes les actions chimiques. Une école, qui s'impose à tous par son sens large et profond, a voulu sonder les mystères de la nutrition jusqu'en ses derniers éléments. Il lui faut savoir gré des recherches patientes qui ont enrichi le domaine de la chimie organique, et ont mis cette science au premier rang. Malheureusement l'organisme n'est point une cornue, et les nombreux phénomènes qui ont lieu au sein des tissus n'ont pu être encore reproduits que très imparfaitement sur la table du laboratoire. Cela se comprend d'autant mieux qu'on ne peut annihiler l'élément le plus important de la formation organique, l'élément vital qui joue un rôle capital dans l'acte compliqué de la nutrition. Je sais fort bien que jusqu'à ce jour on n'a su coordonner les nombreuses manières d'être de la matière organique, la tension des tissus, la capillarité, l'élasticité, la viscosité des membranes, l'état cristalloïde de certaines molécules, les attractions et les répulsions, les affinités, le groupement des membranes et des cellules, la succession de tissus denses à des tissus mous, etc, sans parler des forces étrangères à l'organisme, telles que la pesanteur, l'électricité, la lumière, etc, autant d'agents qui réagissant les uns sur les autres à des degrés divers, pourront peut-être un jour autoriser la pénétration de phénomènes qui nous semblent jusqu'alors impénétrables.

Quand on se lance dans ces conceptions arides de la nutrition moléculaire, il est si facile de s'égarer, surtout si l'on parcourt sans fil conducteur le réseau inextricable de ce vaste labyrinthe. Cependant quelle belle étude que celle de la nutrition cellulaire et des déviations nutritives ! quel attrait n'a-t-elle pas pour celui qui veut sonder les mystères de la création ?

Un organisme est un agrégat de molécules diversement combinées pour former soit des cellules, soit du tissu fibreux élastique, soit des vaisseaux apportant les matières nutritives, etc.; le tout est imprégné d'un liquide aqueux qui, soumis à des forces très-variables, se répand d'une façon très-irrégulière entre les diverses molécules. Cette eau fait partie constituante des tissus et ne peut être enlevée au-delà d'un certain degré sans entraîner une dissociation organique. Les membranes sont soumises à des dilatations et à des contractions inhérentes à leur constitution moléculaire ; car la couche d'eau qui enveloppe les molécules peut augmenter ou diminuer dans de certaines limites sans détruire la cohésion des éléments des tissus. Qu'une force quelconque intervienne pour favoriser ces variations dans la quantité du liquide intermoléculaire, il se produira alors un mouvement qui mettra les molécules du corps en rapport avec les diverses parties du liquide nutritif. L'accroissement du corps a lieu par intususception, c'est-à-dire par dépôts de granules atomiques entre les molécules; et la force d'adhésion n'est point rompue.

Généralement on croit que la cellule est un composé d'une membrane sphérique et d'une substance interne liquide ou molle. Le micrographe a pu découvrir facilement la membrane enveloppante et le retrait qui s'opère sous l'influence des réactifs chimiques dans la masse interne appelée plus particulièrement protoplasma.

Il est plus rationnel, à mon avis, d'admettre que c'est un agrégat de molécules combinées de façon à ce que les extérieures sont plus denses et enveloppées d'une couche d'eau d'autant plus mince qu'elles sont plus volumineuses; les intérieures, au contraire, quoique cohérentes entre elles, sont unies très-lâchement. Cette disposition moléculaire permet de comprendre la marche du liquide nutritif dans la cellule. Ce liquide intermoléculaire est en mouvement constant, tantôt accéléré dans les tissus spongieux, tantôt diminué dans les corps denses; puis dans son passage au travers des derniers éléments de la masse organique, il dépose les molécules nutritives et entraîne les particules devenues inutiles, échange incessant et perpétuel qui se fait sans secousse et sans conscience. Le liquide ne produit point ses effets par électivité, mais en vertu des forces par lesquelles il est régi. La combinaison a lieu sur place; et l'apport des matériaux est indifférent aux transformations moléculaires qui sont dirigées par des forces intrinsèques dépendantes des diverses manières d'être de la matière organique.

Ce que je viens de dire pour les cellules s'applique avec

la même logique aux tissus et aux organes ; seulement il faut distinguer en plus l'action des vaisseaux capillaires qui divisent l'organisme en territoires nutritifs d'après leur action directe ou immédiate sur certaines parties de la masse organique. Dans un autre ordre d'idées, Virchow avait admis le territoire cellulaire sous la dépendance de la cellule. Rien n'est plus rationnel que cette manière d'envisager la question. Quand on examine attentivement la marche du sang dans les vaisseaux capillaires, on est frappé de l'adhérence des globules sanguins aux parois du tube vasculaire ; le courant continue dans le centre du tuyau, tandis qu'il est immobilisé sur les bords. La mécanique donne l'explication de ce phénomène ; elle fait très-bien comprendre le ralentissement contre la paroi ; mais, comme dans le cas actuel, il y a arrêt complet, à la force d'attraction de la paroi s'ajoute un état visqueux des globules qui permet l'adhésion. C'est précisément en vertu de cette adhésion que peuvent s'exercer les phénomènes nutritifs avec les tissus environnants, puisqu'alors ces globules ne font plus qu'un avec l'agrégat de molécules, c'est-à-dire avec le tissu dans lequel ils ont pénétré. Ils abandonnent aux éléments voisins leur oxygène et leurs molécules aqueuses ; puis desséchés et désagrégés par la force endosmotique et les affinités chimiques, ils disparaissent pour se reformer, soit dans le torrent circulatoire, soit dans les vaisseaux lymphatiques. (MM. Estor et Béchamp, prétendant que le globule sanguin est un agglomérat de granulations, pensent que le globule prend son origine dans les granules élementaires de la masse sanguine, tandis que les micrographes lui donnent pour origine les glandes lymphatiques.)

J'arrive maintenant aux altérations que subit la structure intime du globule sanguin. Comme ce dernier joue dans la nutrition un acte des plus importants, il est nécessaire de se renseigner sur les modifications qu'il peut éprouver.

Dans l'histoire de la chlorose et de l'anémie, on démontre facilement que les éléments globulaires sont en moindre quantité ; et certains observateurs qui regardent les glandes lymphatiques et la rate comme des organes hématopoiétiques par excellence, sont arrivés à cette conclusion que l'anémie est une lésion fonctionnelle de ces organes.

Une autre altération moins connue dans son essence est celle qui enlève au globule sanguin la propriété de condenser l'oxygène ; dans ce cas il existe une modification moléculaire que la chimie et le microscope ne nous permettent point de reconnaître. M. Claude Bernard a remarqué que l'oxyde de carbone possédait la propriété d'enlever aux globules la faculté respiratoire. D'autres substances produisent aussi cet effet remarquable; ce so nt surtout les combinaisons hydrogénées volatiles. Certains états pathologiques peuvent amener cette modification dans la fonction des globules et diminuer considérablement leur propriété respiratoire, sans que les globules soient en moindre quantité, et paraissent nullement atteints de cette espèce de paralysie. On cite très-souvent les fièvres graves et les inflammations éruptives.

Je vais étudier séparément quelques maladies principales dans lesquelles règne un vice d'oxygénation du sang, et où l'excellence de la méthode oxygénante ne souffrira pas de contradiction.

§ 2. — ANÉMIE ET CHLOROSE.

Ces deux affections se tiennent de très-près la main ; car la chlorose ne peut exister sans la diminution des globules rouges du sang. Elles produisent dans l'organisme un trouble basé sur la faiblesse des combustions internes et sur le défaut de nutrition des tissus. Les observateurs l'ont tellement compris qu'ils ont tenté de régénérer les globules du sang en faisant absorber des substances ferrugineuses; d'ailleurs ne sait-on pas que l'albuminate de fer est la base du globule, sa matière colorante; car l'hématine n'est autre que de l'albuminate de fer; tandis que dans les globules blancs elle est remplacée par de l'albuminate de soude (Miahle).

Quand on fait l'emploi des ferrugineux contre ces maladies, très souvent le traitement est couronné de succès. Aussi aujourd'hui tout médecin donne à ce médicament une confiance méritée pour combattre la pauvreté du sang. Si l'on cherche à se rendre compte du rôle physiologique du globule sanguin dans l'acte de la vie, il sera facile de prouver que l'oxygénation dans l'anémie perd sa puissance normale, et qu'en remédiant à ce défaut d'oxygénation, on combat rationnellement cette maladie, et par suite on a toutes les chances de la faire disparaître. En effet, comme l'oxygène se condense dans les globules, ceux-ci, devenus moins nombreux que dans l'état de santé, ne concentrent plus la masse gazeuse qui est nécessaire pour opérer les transformations vitales ; aussi la respiration, quand même elle s'accélérerait, ne pourrait remédier à ce défaut d'harmonie dans les fonctions organiques ; de là cette déperdition des forces, cette pâleur des téguments, ces troubles de la circulation si accentués, et même cette respiration écourtée qui en impose parfois pour la phthisie pulmonaire. L'enchaînement de ces phénomènes morbides prouve combien l'acte respiratoire influe sur les désordres organiques, et combien il serait désirable de le régulariser. Du moment que la respiration ne peut suffire à l'équilibre intérieur, il est évident que, si l'on porte dans le torrent circulatoire une certaine dose d'oxygène à l'état de condensation, les changements chimiques s'opéreront en puisant dans la substance facilement décomposable le gaz qu'une voie détournée a procuré au sang.

C'est pour ces diverses raisons que l'on doit éveiller l'attention sur la méthode oxygénante pour combattre l'anémie et la chlorose, avec la certitude que l'emploi de la poudre oxygénante combiné avec d'autres moyens appropriés, tels que les ferrugineux, le quinquina, etc, sera d'une efficacité remarquable.

§ 3. — GOUTTE

La goutte si commune dans notre époque fait le désespoir de ceux qui en subissent les cruelles atteintes. Caractérisée par des douleurs articulaires et des déformations dues à des matières tophacées qui entourent la capsule articulaire, elle a été dans ces dernières années l'objet de recherches très-minutieuses. L'analyse du sang a fait découvrir une quantité d'acide urique plus considérable dans le moment des accès que dans leur intervalle ; et les concrétions tophacées ont pour composition chimique l'urate de soude. Aussi quelle que soit l'opinion qu'on se fasse de la goutte, il faut reconnaître le rôle important qu'y joue l'acide urique. Chez l'homme à l'état de santé, on retrouve l'urate de soude en quantité minime dans le sang, et l'on pense assez généralement qu'il se forme au sein des tissus par désassimilation. D'après Trousseau, les tissus fibreux de l'économie s'assimilent les substances albuminoïdes qui se changent en géline, celle-ci en se désassimilant se dédoublerait en principes cristallisables au nombre desquels prédominent les urates. Quoi qu'il en soit, l'acte de désassimilation est l'agent producteur de l'acide urique comme celui de l'acide carbonique.

Il ne faut point comparer l'urée à l'acide urique ; la première jouant le rôle de base dans le liquide de l'économie et éprouvant une dissolution complète. L'acide urique, au contraire, est très-peu soluble, et se trouve dans une disposition facile aux dépôts et aux concrétions; aussi la production urique présente-t-elle un très-grave inconvénient, quoique néanmoins elle n'ait point d'action toxique. Quand elle abonde dans le sang, cela est dû au défaut de combustions intérieures, surtout dans la masse des tissus fibreux. D'ailleurs Liebig, avec beaucoup de sagacité, a soutenu une thèse pareille, et pour mieux appuyer sa manière de voir, il rappelait ce fait que les mammifères carnassiers excrètent de faibles proportions d'acide urique, tandis que les ophidiens, qui prennent la même nourriture, en produisent des quantités considérables. Comme chez les premiers, la respiration est très-active, l'oxygène pénètre dans les tissus à très-haute dose; chez les seconds, au contraire, la respiration est lente, peu oxygénée.

Cette théorie s'accorde parfaitement avec la propriété qu'ont les corps oxydants d'agir sur les urates, de les transformer en composés plus oxygénés, mais moins complexes. Soumis à l'action des oxygénants, l'acide urique se décompose en urée et acide oxalique; et si la décomposition est plus énergique, il y a disparition de tout produit organique et transformation en urée et acide carbonique.

Il est facile de se rendre compte de la nature de la goutte au point de vue de ses conséquences sur l'organisme. Les fonctions hématosiques semblent diminuées dans leur énergie. Une stimulation est nécessaire pour activer l'assimilation qui ne se fait plus que d'une façon imparfaite. Aussi combattons avec persistance, par les corps oxygénants, et cette formation nuisible d'acide urique et cette faiblesse de l'assimilation. En agissant ainsi, nous aurons la conviction de procéder avec méthode, et nous verrons le succès couronner nos épreuves.

La goutte s'est montrée rebelle à un si grand nombre de traitements que ce serait un bonheur pour l'humanité d'apporter, sinon une guérison, du moins un soulagement aux malheureux atteints de cette redoutable infirmité.

§ 4. — SCROFULES.

Malgré les nombreuses études qui ont été faites sur la scrofule, il n'est permis à personne de se prononcer avec certitude sur la nature d'une affection aussi remarquable, véritable protée revêtant les formes les plus bizarres et les plus multipliées. Il y a une étroite parenté entre la scrofule et le lymphatisme ; cependant quelques auteurs ont combattu cette manière de voir, et Guersant, entre autres, n'admet point de corrélation entre cet état morbide et le tempérament lymphatique. Ces prétentions ne sont pas fondées ; car il n'est rien de plus frappant que d'observer des lésions du réseau lymphatique. Les ganglions sont constamment augmentés de volume ; et quelquefois ils sont le siége d'une suppuration qui s'établit lentement. Le fait capital du scrofulisme, c'est son point de départ dans le système lymphatique ; ainsi je crois qu'à bon droit on peut prétendre que la scrofule est un lymphatisme exagéré.

Nous savons déjà que le tempérament lymphatique est une des causes prédisposantes de la chlorose et qu'on combat avantageusement ce vice d'organisation par des substances ferrugineuses et des réconfortants. Dans le cas des scrofules, le traitement qui compte le plus de succès est ce dernier. D'ailleurs cette manière de voir trouve son point d'appui dans l'examen des altérations du sang chez les scro-

fuleux. Le sang contient moins de globules, aussi il est
plus aqueux et moins coloré. Le sérum est pauvre en
albumine et en substances alcalines. Je n'ai point le but
d'entrer dans de plus amples considérations sur les scrofules;
mais je crois avoir fait suffisamment comprendre l'utilité de
la méthode oxygénante dans le traitement de cette maladie.
Aussi j'ai la conviction que l'association de cette méthode
avec les ferrugineux et les iodures, donnera un résultat
remarquable.

§ 5. — SCORBUT.

Dans cette maladie il n'y a aucune lésion locale qui autorise
rait à la placer dans le cadre des affections cutanées *(purpura
hémorrhagica)*. La cause la plus appréciable consiste dans
une altération du sang pouvant parfaitement expliquer les
divers symptômes auxquels donne lieu le scorbut. Il y a
moins de globules que dans l'état normal. Les matières
organiques ont diminué tandis que les sels alcalins dissous
dans le sérum sont bien plus abondants. Mais le caractère le
plus important qui se présente à l'observation, c'est la diminution de la fibrine dans le liquide séreux ; ce qui donne au
sang cette fluidification si portée à occasionner des accidents
hémorrhagiques graves.

Pendant très-longtemps on a rapporté à la défibrination
du sang les accidents produits par le scorbut. Mais ces idées
ont été combattues avec beaucoup de talent ; et au lieu de
voir une corrélation entre les effets hémorrhagiques et les
phénomènes de défibrination, il n'y faut reconnaître qu'une
simple coïncidence, ou mieux la manifestation d'une cause
commune. Aussi Garrod qui s'est occupé de la nature du
scorbut, a trouvé dans ses analyses sur le sang de sujets
scorbutiques que la potasse avait presque entièrement dis-

paru. Se basant sur ces vues théoriques, il attribuait la nature du scorbut à l'absence de la potasse dans le sang, et donnait pour traitement aux scorbutiques une alimentation dans laquelle il ajoutait de la potasse.

Il prétendait que les sujets traités par cet alcali se sont toujours rétablis rapidement. Quoi qu'il en soit de cette théorie, l'altération du sang prouve qu'il y a un trouble marqué dans les phénomènes de nutrition du sang, un désordre dans les transformations chimiques et dans l'hématose des globules, un défaut d'harmonie dans les fonctions vitales, et une perturbation complète dans les principaux organes, attendu que les actes d'assimilation et de désassimilation sont subordonnés à la régularité de toutes les fonctions organiques. Ne voit-on pas encore que, dans cette maladie, la méthode oxygénante possède une puissance d'action qu'il suffit de signaler pour en montrer toute la valeur.

En résumé dans les états pathologiques qui se distinguent par une altération des globules du sang, par une inertie dans les fonctions chimiques et les transformations des tissus, par une diminution de l'hématose et surtout par un trouble de la fonction respiratoire, dans les maladies qui entraînent à leur suite une anémie, une décoloration des tissus par la diminution de la masse globulaire, *l oxygénation* aura une influence incontestable qu'il ne nous est pas donné aujourd'hui d'approfondir suffisamment, mais que le simple bon sens autorise à constater.

Puissent ces pages inspirer les champions des découvertes scientifiques, et les pousser dans une voie pleine d'avenir !

Bar-le-Duc. — Typ. Veuve Numa Rolin, Chuquet et C⁰⁰.

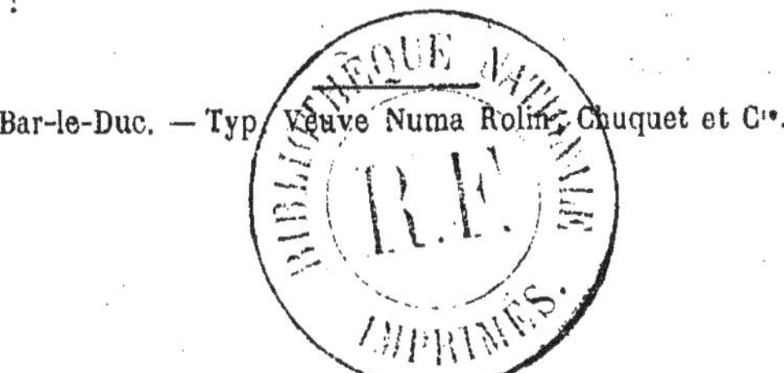